Enfrentando Doenças do Coração

LARRY KING

Peggy Fleming, Brian Littrell, Mike Ditka, Walter Cronkite,
Joyce Carol Oates, Eddie Griffin, Mike Wallace, Kate Jackson,
Ed Bradley, Tommy Lasorda, Pat Buchanan,
Victoria Gotti, Regis Philbin e outros...

...Revelam Como Triunfaram Sobre a Doença
Que Causa o Maior Número de Mortes no Mundo

ENFRENTANDO DOENÇAS DO CORAÇÃO

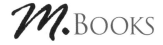

M. Books do Brasil Editora Ltda.

Av. Brigadeiro Faria Lima, 1993 - 5º andar - Cj. 51
01452-001 - São Paulo - SP - Telefones: (11) 3168-8242/(11) 3168-9420
Fax: (11) 3079-3147 - e-mail: vendas@mbooks.com.br

Dados de Catalogação na Publicação
King, Larry
Enfrentando Doenças do Coração/ Larry King
2006 – São Paulo – M.Books do Brasil Editora Ltda.
1. Medicina   2. Saúde   3. Cardiologia

ISBN: 85-89384-88-8

Do original: Taking On Heart Disease
© 2004 by Spotlight Health
Original em inglês publicado pela Rodale Inc.
© 2006 M.Books do Brasil Editora Ltda.

Todos os direitos reservados. Proibida a reprodução total ou parcial. Os infratores serão punidos na forma da lei. Direitos exclusivos cedidos à M.Books do Brasil Editora Ltda.

Editor: MILTON MIRA DE ASSUMPÇÃO FILHO

Revisão Técnica: DR. JAIRO ROBERTO NEUBAUER FERREIRA
Médico graduado pela Universidade Federal de Minas Gerais. Cardiologista com título reconhecido pela Sociedade Brasileira de Cardiologia. Pós-graduando da Universidade Federal de São Paulo, Unifesp. Médico pesquisador da Unidade Clínica de Dislipidemias do Instituto do Coração, HC-FMUSP.

Tradução: Júlio Monteiro de Oliveira
Produção Editorial: Salete Del Guerra
Coordenação Gráfica: Silas Camargo
Revisão de Texto: Silvio Ferreira Leite, Iná de Carvalho, Mauro de Barros
Capa: fotografia por Gregory Heisler, ©2004. Cable News Network. A Time Warner Company. Todos os direitos reservados.
Design gráfico: Christina Gaugler
Composição Editorial: ERJ Composição Editorial e Artes Gráficas Ltda.

Aviso

A proposta deste livro é apenas servir como obra de referência. Não se trata de um manual médico. As informações aqui apresentadas têm o objetivo de ajudá-lo a tomar decisões que podem melhorar sua saúde. Não há a intenção de levá-lo a substituir quaisquer tratamentos que possam ter sido prescritos por seu médico. E, se você suspeita que tem algum problema aqui abordado, recomendamos buscar ajuda médica competente.

A referência a companhias, organizações ou autoridades específicas não caracteriza o endosso da editora nem assegura que elas endossem este livro.

Endereços de Internet e números de telefone aqui fornecidos são precisos em relação ao momento da impressão da obra.

Para meu irmão Marty Zeiger, que sabe o que é passar por uma cirurgia de revascularização e ser tratado pelos mesmos médicos que tanto me ajudaram. Ele sabe muito bem que tudo é possível nesta era de medicina moderna.

AGRADECIMENTOS

Este livro é o resultado do procedimento de médicos que sabem como curar; de Pat Piper que sabe como escrever histórias; da editora-chefe Tami Booth, da editora de desenvolvimento Amy Kovalski e da editora de projeto Lois Hazel, da Rodale, que colocaram seus corações e experiência em cada uma destas páginas; da Spotlight Health, que fez os arranjos necessários para juntar todos nós; e da ajuda do meu advogado e amigo Mark Barondess.

SUMÁRIO

PREFÁCIO xiii

PARTE UM

Avisos Precoces e Fatores de Risco 1

Introdução de Larry King quando ele relata a história sobre seu ataque cardíaco e que quase o levou à morte.

Tempo É Músculo • 9

Peggy Fleming 13

Fatores de Risco • 19

Fatos Rápidos: As Mulheres e a Doença Cardíaca • 22

Mike Wallace 25

Vivendo Com um Marca-Passo • 32

Kate Jackson 35

"Não Pode Ser Doença Cardíaca... Eu Sou uma Mulher!" • 40

Sintomas Diferentes, Mas a Mesma Doença • 47

Tommy Lasorda 51

Os Sintomas do Ataque Cardíaco • 54

Angioplastia – Curso Básico • 63

PARTE DOIS

O Diagnóstico 67

A história de Larry continua quando ele precisou
de cinco pontes miocárdias.

Pat Buchanan 79

Doações de Sangue e Recuperação de Células • 84
Quatro Coisas Que Você Deve Saber Sobre "O Tubo" • 94

Eddie Griffin 97

*"Emergência? Creio Que Estou Tendo
um Ataque Cardíaco..." • 105*

Brian Littrell 109

Colocando a Música na Espera • 114
Quando Sua Criança Tem Problemas de Coração • 118
Investigando o Poder da Prece • 126

Victoria Gotti. 129

Gravidez e Doença Cardíaca • 134
Vivendo com um Desfibrilador • 145
Deas: Quando os Segundos São Decisivos • 147

Ed Bradley. 151

PARTE TRÊS

Recuperação a Curto Prazo 163

Este próximo capítulo da história de Larry inclui
lembranças da recuperação física e espiritual depois
da cirurgia.

Phyllis Diller. 171

A Salvação pelo Riso • 176

Mike Ditka. **183**
Colocando a Saúde do Coração na Linha de Frente • 188
Aulas de Reabilitação Cardíaca • 196

Walter Cronkite **199**
Cinco Perguntas para Você Fazer ao Seu Cardiologista • 206

PARTE QUATRO
Sobrevivendo e Prosperando. **209**
Neste último capítulo, Larry explica o que
representa ser um sobrevivente da doença cardíaca.

Louie Anderson **221**

Joyce Carol Oates **227**
Convivendo com a Taquicardia • 232

Mike Medavoy. **235**
No Rastro de um Remédio Mortal para Emagrecer • 241

Regis Philbin. **245**
*Um Teste Revolucionário para Detectar a Doença
do Coração • 248*

Sid Caesar **251**
Angiogênese: A "Revascularização" Natural do Corpo • 260

Julia Carson **263**
Depressão e Recuperação • 273

Créditos das Fotos. 276

Índice Remissivo 277

PREFÁCIO

Dez meses depois que Larry King sofreu o que seus amigos agora chamam de "Ataque Cardíaco", realizei nele uma cirurgia de revascularização com cinco pontes, para reparar o encanamento existente nesse órgão vital. Desde esse dia, ele tem desfrutado dos anos mais produtivos de sua vida. Na verdade, apenas alguns meses atrás, Larry comemorou seu aniversário de 70 anos. Ele está convencido de que não viveria essa conquista, se não tivesse feito algumas mudanças em seu estilo de vida. Ele está certo.

Quando o conheci, alguns dias antes da cirurgia, Larry estava como qualquer outro nessa situação: nervoso e assustado com o que aconteceria. Puxei uma cadeira. "Meu trabalho é semelhante a encontrar uma rua livre para fugir do tráfego da via expressa de Long Island" – eu disse a ele. "Como há um engarrafamento, vou fazer um desvio. Isso é a revascularização. E, se você não está preocupado quanto a essa experiência, precisa de um psiquiatra, além de um cirurgião cardíaco." Sempre estive ciente de que tudo que eu disser não será suficiente para remover o medo que os pacientes sentem, mas repito a todos que, ao saírem pela porta do hospital, vão exclamar: "Eu passei por tudo e estou bem". Isso não é vender meu peixe. É o que eu acredito.

Desde então, já estive várias vezes no programa de Larry, na CNN, para falar sobre essa bomba incrível que há no corpo. Todos os anos, a doença cardíaca mata quase metade de mais de 1 milhão de pessoas que apresentam este diagnóstico. E, como qualquer outra doença, ela não se preocupa com a profissão, imposto de renda, idade ou religião. Alguns nascem com ela; a maioria a desenvolve. Mas a razão básica de ninguém pensar muito no coração é bem simples: ele funciona bem. Longe dos olhos, longe da mente. Isto é, até que algo dê errado.

Antes da cirurgia de Larry, o chefe do departamento de neurologia do nosso hospital entrou no quarto dele para dar um alô e dizer o quanto gostava do seu programa de televisão. Mais tarde, ele me contou que perguntou a Larry por que é sempre o cardiologista quem recebe todos os elogios, quando um deslize mínimo do neurocirurgião com o bisturi pode causar a perda da memória do paciente. Larry respondeu: "Bem, ninguém nunca escreveu uma canção com o título 'Eu Deixei Meu Cérebro em São Francisco'". O neurocirurgião nunca mais tocou no assunto. Mas mencionei essa conversa no ar, com Larry, quando um telespectador ligou perguntando qual era, na minha opinião, o órgão mais eficiente e trabalhador do corpo humano. Citei o coração, sem dúvida.

Sim, eu tenho razão para ser tendencioso. Seguro um coração humano nas mãos quase todos os dias. E, quando o faço, eu me maravilho com ele. Seu tamanho não passa do equivalente a dois punhos, e ainda assim funciona em todos os segundos da vida de uma pessoa. Ele pode reagir a doenças ou atividades; pode suportar o abuso de nosso estilo de vida e os efeitos da nossa história genética e, normalmente, continua a bombear quase seis litros de sangue a cada minuto por quilômetros e quilômetros de veias e artérias, sem falhar.

Mas nem sempre é assim. Nas páginas que se seguem, você acompanhará a vida de algumas das personalidades mais ocupadas do planeta – pessoas que tiveram de dar uma parada súbita e completa. A doença cardíaca nunca está na agenda. E, durante essa pausa momentânea, cada um percebeu que o que faz para viver não é tão importante quanto o que pode fazer para *continuar* vivendo. Em algumas das histórias, o resultado foi um novo estilo de vida (e Larry é o maior exemplo). Outros tomaram a decisão de não ficar tão envolvidos com os acontecimentos quanto antes.

O aparecimento de qualquer doença exige quatro atitudes: prestar atenção aos sinais de aviso e aos sintomas; obter um diagnóstico e entender as opções de tratamento; empenhar-se no processo de recuperação; e entender que a vida continuará, que devemos aceitar e implementar as necessárias mudanças no nosso estilo de vida. *Enfrentando Doenças do Coração* é dividido nas mesmas quatro etapas, para que se possa entender melhor a jornada. Encarar a doença pode ser uma lição de humildade, porque a pessoa tem de olhar para o proverbial Quadro Geral e decidir como se adaptar, ou *como se adaptará*. Contudo, a experiência também pode ser esclarecedora: as pessoas têm a possibilidade de realizar mudanças em seus hábitos antes da cirurgia, sem perder a produtividade. Na verdade, em muitos casos, elas são *mais produtivas* depois da cirurgia do que antes do diagnóstico. Vejo isso todos os dias.

Hoje, observamos que houve avanços relacionados à doença cardíaca, tanto para os médicos quanto para os pacientes. Há bem pouco tempo, desde que Larry teve "Ataque Cardíaco", os tratamentos melhoraram tanto para os pacientes no pronto-socorro quanto para aqueles na sala de operação. E mais mudanças estão a caminho. Penso que nos próximos anos será cada vez menos comum abrir o peito de um paciente cujo coração precisa de reparos. As cirurgias serão feitas por meio de um cateter em uma artéria, usando a robótica, procedimento que atualmente já começa a ser utilizado.

Além disso, os pacientes de hoje são mais esclarecidos em relação ao que lhes aconteceu, como aconteceu e, talvez o mais importante, como impedir que ocorra de novo. Estou convencido de que a medicina desvendará os misteriosos motivos pelos quais o coração de uma pessoa falha, enquanto o de outra, com um histórico semelhante, funciona perfeitamente. Minha teoria é que talvez as doenças que ocorrem nas fases mais avançadas da vida podem ser o resultado cumulativo de agressões ou viroses enfrentadas na infância. E, se a pessoa fuma, tem pressão sanguínea alta ou colesterol elevado, as alterações serão aceleradas. Talvez a resposta chegue por meio de estudos e pesquisas de longo prazo ou talvez nos deparemos com ela acidentalmente. Ela pode estar bem na frente do nosso nariz e ainda nem a percebemos. Por exemplo: há três artérias que irrigam o coração, mas, quando opero alguém, elas parecem não se comportar da mesma forma. Alguém pode apresentar em uma delas uma obstrução de 99%, enquanto as outras duas estão em perfeitas condições. Mesmo na artéria com obstrução, as partes anteriores e posteriores ao bloqueio podem estar tão limpas quanto a de um bebê. Mas há uma obstrução. Agora, por que só naquele vaso sanguíneo? Há algo mais acontecendo com o coração. E precisamos entender.

No entanto, não espere a medicina vir com a resposta. Comece com seus filhos. Essa é a mensagem para todo mundo aplicar em casa. Mesmo com 10 anos de idade, uma criança entende o que uma dieta inadequada e a falta de exercícios podem fazer com o corpo (sei disso por experiência própria, com meus filhos). Se a criança está ciente do que acontece, será um adulto mais saudável. Esse ensinamento deveria ser dado em toda aula de ciência, já na escola primária. Nunca eliminaremos a doença cardíaca, mas todos nós – como as histórias deste livro provam – temos responsabilidade em relação ao que acontece quando ficamos mais velhos.

Você pode estar com este livro nas mãos porque acabaram de lhe dizer que você tem uma doença cardíaca. Ou talvez um membro da família ou um amigo apresente esse problema. Talvez você esteja preocupado com os fatores de risco (tal como a genética, a dieta e o fumo, só para citar alguns) diretamente relacionados a danos no coração. Nas páginas que seguem, Larry nos transmite sua experiência com uma doença que nunca o deixará. Também narra histórias de outras pessoas conhecidas que se depararam com a possibilidade real de perder a vida mais cedo do que esperavam. São histórias das linhas de frente sobre a vontade de viver. Como você verá, todas essas pessoas lidaram com a doença cardíaca de forma diferente, e hoje estão fazendo planos para o amanhã.

O. Wayne Isom, médico
Chairman *de Cirurgia Cardiotorácica*
Weill Cornell Medical College
Nova York, Nova York
Março de 2004

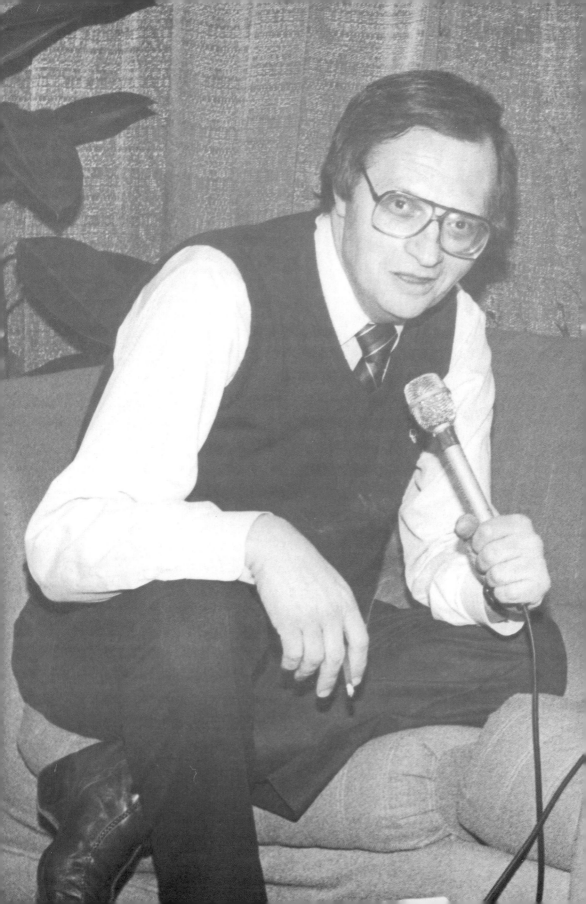

PARTE UM

Avisos Precoces e Fatores de Risco

*"Eventos vindouros lançam
antes as suas sombras."*
— Thomas Campbell
Lochiel´s Warning

24 de fevereiro de 1987

Nunca passei muito tempo pensando em meu coração. Mas, quando o fiz, era sempre o outro coração – o romântico. Então vamos direto ao ponto, logo no primeiro parágrafo: não prestar atenção ao coração (aquele dentro do peito) e aos sinais que ele envia é o assunto das páginas a seguir.

Sempre acreditei que ataques cardíacos aconteciam com outras pessoas. Se alguma vez vi algum e parei para pensar no assunto, foi assistindo à televisão ou a um filme. Redd Foxx teve o melhor ataque cardíaco em *Sanford and Son*, quando coloca as duas mãos sobre o peito, cai da cadeira, arfa, tentando respirar e diz: "É isso. Chegou minha hora! Estou indo encontrar você, Elizabeth". Mas ele estava saudável, afinal, fingira a coisa toda. Além disso, não podia morrer, pois aquele era um programa de sucesso e ele precisava voltar em outro episódio na semana seguinte. Também me lembro de Marlon Brando andando com o neto por uma horta em *O Poderoso Chefão* e de repente, assim como Redd Foxx, fica sem ar, aperta o peito e sofre um colapso (ao contrário de Redd Foxx, o personagem de Brando teve um ataque cardíaco real). Antes disso, havia todos aqueles filmes em preto-e-branco nos quais o herói se encostava em um muro, o punho pressionado contra a camisa, e dizia para uma bela mulher: "Está tudo bem, garota, vá em frente, eu já a alcanço". Então, cambaleava por alguns metros, antes de cair de joelhos e morrer – justamente quando os violinos começavam a tocar.

Esses são os "Ataques Cardíacos de Hollywood". Eles mostram um visual convincente na televisão ou na tela do cinema, mas não representam de maneira precisa o que acontece no mundo real. A maioria dos ataques cardíacos verdadeiros é bem mais contida. Mas vou lhe dizer: embora não sejam tão dramáticos quanto os produzidos por Hollywood, atraem rapidamente a sua atenção quando acontecem com você. E como o drama na tela, todo mundo imagina que um ataque cardíaco – ou qualquer tipo de problema no coração – sempre acontece com as outras pessoas. Nunca pensei profundamente sobre este assunto, o que significa que nunca pensei na possibilidade de um ataque cardíaco real.

No início de 1987, eu fumava três maços de cigarros *Nat Sherman* por dia. Comia uma porção de frituras, gostava muito de costeletas de carneiro com bastante gordura, que sempre melhora o sabor, pedia torta de creme de banana ou merengue de limão como sobremesa – e me sentia ótimo. Mas, quando examino os acontecimentos que levaram àquele dia fatídico em que você sabe bem o que aconteceu, me lembro das pessoas me "olhando daquele jeito". Os olhares eram sempre seguidos de algum comentário como "Larry, você precisa (preencha o espaço em branco: parar de fumar/comer mais peixe/fazer exercício)", e eu respondia com um aceno de apreciação totalmente falso e continuava a fazer o que estava fazendo. Acho que aquela frase sobre "tudo que você precisa ver está sempre na sua frente, mas é preciso abrir os olhos para poder enxergar" é mesmo verdadeira. Mas, se você não enxerga o problema... bem, é por isso que tantas pessoas fazem parte deste livro.

Na noite anterior "ao acontecimento", o chefe do Serviço de Saúde Pública dos Estados Unidos, Surgeon General C. Everett Koop, debruçou-se sobre mim depois da entrevista na televisão e disse: "Larry, você não parece muito bem". Mudei de assunto, joguei um pouco de conversa fora, disse adeus na porta do estúdio e esqueci o assunto. Porém, mais tarde, durante meu programa de rádio de fim de noite, senti o ombro direito doer bastante. O convidado daquela noite era o autor David Halberstam, que se debruçou sobre mim depois da entrevista e perguntou: "Larry, você não..."

Você sabe o que ele disse.

A dor permaneceu durante toda a noite. No começo da manhã, depois de um sono intermitente "dorme-não-dorme", acordei e percebi que não era o ombro que doía, mas o estômago. Liguei para um cardiologista com o qual fizera uma consulta em Baltimore. Ele disse que podia ser um problema da vesícula biliar, mas, o que quer que fosse, era melhor ir logo para o hospital, em vez de ficar esperando. Eram oito da manhã e eu havia chegado ao ponto onde sabia que algo estava errado. No entanto, em nenhum momento me ocorreu que eu estava tendo um ataque cardíaco. Achei que fosse provavelmente o estômago e que podia simplesmente tomar uma pílula ou injeção e voltar para casa em um instante. É, eu sei.

Liguei para minha produtora Tammy Haddad e disse: "Acho que preciso ir ao hospital". Então engoli um Maalox*, achando que

---

* Medicamento antiácido usado para o tratamento de excesso de acidez estomacal. (N. do R.T.)

podia ajudar, se fosse um problema de estômago ou fígado. Dentro de alguns minutos, Tammy já me esperava na porta para me levar ao pronto-socorro do Hospital Universitário George Washington. Enquanto cruzávamos o rio Potomac, na ponte Memorial, a caminho do hospital, acendi o sempre necessário cigarro.

Quando chegamos, a dor havia passado.

"Aos diabos com isso" – eu disse. "Vamos voltar. Eu estou bem." Tammy, que nunca foi conhecida por sua docilidade, sugeriu o contrário. Mas eu disse a ela que, se houvesse fila, não esperaria e iríamos embora.

Bem, havia uma fila. Então dei um giro de 180 graus e, fiel a minha palavra, voltei para a porta, onde um policial dizia a Tammy que ela não podia estacionar na entrada, onde as ambulâncias paravam. Estava prestes a avisá-la que podíamos ir embora, quando ela retirou o carro. Então, coerente com minha típica visão de pessoa com sangue Tipo A, dei meia-volta e retornei, procurando alguma forma de evitar a droga da fila, enquanto Tammy buscava uma vaga em algum lugar da rua M.

Em menos de um minuto, um jovem negro com avental verde de hospital veio até mim e me perguntou se eu estava me sentindo bem. Lutei contra a vontade de dizer: "Olha, eu estou em um pronto-socorro em plena terça-feira de manhã, quando podia estar em casa. Como acha que me sinto?" Então, ele chegou mais perto. "Você é um paciente cardíaco?"

Olhei todas as pessoas na minha frente e imaginei que, se fosse um paciente cardíaco, podia sair antes, como quem usa a fila do caixa rápido no supermercado (bom, "sair" talvez seja a palavra errada). Além disso, o médico para quem liguei em Baltimore era um cardiologista. Não se tratava de uma mentira completa. Então, respondi que sim.

"Vamos", ele disse, e passamos por um conjunto de portas duplas. Vários homens e mulheres de jalecos azuis, verdes e brancos atendiam alguns pacientes. Colocaram-me sobre uma mesa, com fios presos no peito, nos braços e nas pernas. Instalaram um aparelho de pressão no meu braço, um oxímetro* no dedo, colheram uma amostra sanguínea, colocaram-me no oxigênio e fizeram cerca de 20 perguntas em relação a alergias, nome de pessoas para quem ligar, o que eu estava sentindo e onde – apenas para mencionar alguns fatos que ocorreram ao mesmo tempo.

Um dos médicos do pronto-socorro, o dr. Warren Levy, debruçou-se sobre mim, olhou para os resultados dos testes feitos até o momento e disse: "Não gosto do seu estado", uma observação que eu estava cansado de ouvir. Disse a ele que não sentia nenhuma dor, mas o médico sugeriu que esperássemos uns 30 minutos para ver se os sintomas voltavam. Nesse momento, Tammy chegou com meu produtor de rádio. Pensei: "Bem, a manhã está perdida de qualquer forma, e talvez eu possa sair daqui a tempo de não faltar ao meu compromisso no Duke Zeibert do centro". Eles fizeram um eletrocardiograma e revisaram os resultados dos gases obtidos da amostra de sangue colhida (uma medição do oxigênio e outras substâncias, cujos nomes não consigo pronunciar).

De repente, senti o ombro direito enrijecer. Acenei para o dr. Levy, que havia se juntado a outro cardiologista que também trabalhava no pronto-socorro naquele dia, o dr. Richard Katz. Eles fizeram novo eletrocardiograma e os resultados foram colocados em um painel iluminado no outro lado da sala. Conferiram as novas medições dos gases sanguíneos. Deitado, eu podia vê-los. Então, como se houvessem combinado, viraram para mim ao mesmo tem-

---

* Aparelho utilizado para aferir a concentração de oxigênio no sangue circulante. (N. do R.T.)

po. "Isso não vai ser bom", eu disse, à medida que ambos caminhavam em minha direção.

"Sr. King – disse o dr. Levy – não há outra forma de lhe dizer. O senhor está tendo um ataque cardíaco. Está acontecendo neste exato instante." Embora eu estivesse deitado, as palavras tiraram o chão dos meus pés. Eu as ouço todos os dias, desde aquela manhã de fevereiro. Foi como se alguém tivesse pegado *A Marreta da Realidade*, golpeado meu rosto e mandado pelos ares 54 anos de negação e de ilusão. Agora, tudo que me restava era a realidade, e eu tinha de encará-la. Minha mente estava a mil por hora. Disse a mim mesmo: "Você esteve se enganando e não viu". Perguntei para os médicos, um de cada lado da maca: "Eu vou morrer?"

"Você está no melhor lugar para se ter um ataque cardíaco – assegurou-me o dr. Levy – e chegou aqui rápido." Mas eu não ouvia suas palavras como se fossem boas notícias. Estava em um pronto-socorro e não conseguia parar de pensar que tudo ali significava problemas. Eu estava assustado.

"Há outra coisa – disse dr. Levy, debruçando-se sobre mim enquanto falava – "somos um dos 25 hospitais dos Estados Unidos que usam um remédio experimental chamado tPA." Acho que ele começou a explicar que diabos significava tPA, mas eu não lhe dava a mínima. Lembro-me de ouvi-lo dizer que o medicamento ainda precisava ser aprovado pelo FDA* (*Food and Drug Administration*). Conseqüentemente, seria necessário me informar sobre as propriedades do medicamento, uma vez que seu uso ainda se restringia a fins experimentais. Eu teria de permitir ou não sua utilização em mim. Tudo que captei dessa conversa foi que o tPA

---

* O FDA é um órgão regulador do governo norte-americano que avalia todos os novos medicamentos, permitindo ou não sua comercialização nos Estados Unidos. (N. do R.T.)

dissolveria o coágulo que bloqueava a passagem do sangue por uma das artérias do meu coração, causando assim o ataque cardíaco. Terminado o discurso, ele colocou uma prancheta com uma página datilografada na minha frente. Depois que assinei, uma testemunha adicionou sua assinatura e o tPA começou a fluir na minha corrente sanguínea. Dentro de cinco minutos, a dor desapareceu. Hoje, administrar o tPA em pessoas que têm ataques cardíacos é procedimento-padrão nos pronto-socorros de hospitais. Sim, eu fui um dos pioneiros. Colombo navegou o Atlântico. Lewis e Clark atravessaram o país. Eu encarei o tPA. É a mesma coisa.

O fato é que eu recebi vários avisos de que meu coração estava com problemas (o que se constatou é que a parede inferior – obviamente um nome apropriado – do ventrículo esquerdo não recebia sangue suficiente). A maioria das pessoas que sofrem ataques do coração têm alguma indicação de que algo não está certo. Seis anos antes, eu andava em direção ao Hilton de Nova York, vindo – de onde mais poderia ser? – do *Tobacconist de Nat Sherman*, quando senti uma opressão no peito. Parei por um minuto na Sexta Avenida para descansar um pouco, e a dor sumiu. Mas, tão logo recomecei a andar, aquele peso voltou. Quando afinal cheguei ao Hilton, cancelei todos os compromissos e reuniões que estavam agendadas, e preferi me deitar e me acalmar.

Ao voltar a Washington, fui ao Hospital Universitário George Washington (o mesmo onde estava agora) para um check-up, e foi quando descobri que tinha uma doença do coração. Uma coronariografia (imagem dos vasos sanguíneos cardíacos feita por um aparelho de raios X após um corante ser injetado nas artérias por meio de um cateter inserido no corpo*) revelou que uma das artérias estava com uma obstrução superior a 75%, outra tinha obstruções me-

---

* Também conhecida como cateterismo. (N. do R.T.).

TEMPO É MÚSCULO

De 1,2 milhão de ataques cardíacos que ocorrem todos os anos, mais de 460.000 são fatais. Dos ataques do coração fatais, 50% são resultado de um simples fato – o paciente não chegou ao hospital dentro de uma hora após o início dos sintomas. De acordo com o *National Heart, Lung, and Blood Institute* *, entre o início dos sintomas e a busca por ajuda, existe um atraso de 2 a 6 horas, na maioria dos casos. (As mulheres, principalmente, demoram a ligar para os serviços de emergência. A maioria dos médicos acredita que isso acontece, em parte, porque, além de apresentar sintomas mais sutis, elas têm uma capacidade maior de suportar a dor.) Quando você considera que o ataque cardíaco provoca mais danos ao músculo do coração durante as primeiras duas horas, pode entender por que é crucial obter cuidados médicos o mais rápido possível.

Além disso, muitas pessoas pedem a um amigo ou ente querido para levá-las de carro até o hospital, em vez de ligar para uma ambulância, e essa decisão pode ser fatal. Hoje, os Técnicos em Emergências Médicas (TEMs) e os paramédicos são capacitados para tratar de um ataque cardíaco durante o transporte para o pronto-socorro. Além disso, estão em contato com o hospital e podem transmitir informações essenciais durante o percurso, para que os médicos não precisem obter os dados na chegada. Tal procedimento resulta em um tratamento mais rápido e aumenta as chances de sobrevivência do paciente.

---

* O NHLBI é um instituto do governo norte-americano que aborda as afecções cardiovasculares, pulmonares e hematológicas. (N. do R.T.)

nos graves e a terceira estava em ótimo estado. Meus médicos sugeriram que eu fizesse um teste ergométrico a cada seis meses e pensasse seriamente em mudar meu estilo de vida (parar de fumar, fazer mais exercícios, comer melhor, blablablá). Disseram-me para tomar um comprimido chamado Nitrostat*, sempre que sentisse dores no peito.

O dr. David Blumenthal, um cardiologista de Nova York, neto de um dos meus amigos de infância, Herbie Cohen, olhou meus testes e recomendou um cardiologista de Baltimore para os exames e testes de seguimento. Foi para quem liguei no começo daquela manhã.

No momento em que um médico me perguntou, durante o check-up anterior, sobre casos de doença do coração na minha família, lembro-me da preocupação em seu rosto quando respondi que meu pai morrera aos 43 anos. Isso entrou na minha cabeça? Deixe-me colocar desta forma: eu saí do consultório médico pensando que meu pai morrera muito tempo atrás, quando a medicina não era tão boa quanto hoje. Na verdade, acendi um cigarro enquanto pensava.

Sim, a palavra "negação" é apropriada aqui.

O dr. Levy e o dr. Katz me diziam agora que o ataque cardíaco havia passado, mas queriam me manter no hospital por alguns dias. Minha filha Chaia estava ao meu lado, e lhe recomendei contatar meu agente Bob Woolf, para informá-lo dos últimos acontecimentos. De repente, inúmeras providências precisavam ser tomadas: encontrar substitutos para o meu programa na CNN; um apresentador para meu programa de rádio da *Mutual Broadcasting System*; e avisar as filiais, antes que a notícia fosse publicada. E uma sensação

---

* Trata-se de um nitrato, medicamento que apresenta a ação de dilatar as artérias cardíacas, melhorando o fluxo sanguíneo para o coração. (N. do R.T.)

10   Avisos Precoces e Fatores de Risco

de "está tudo sob controle", principalmente, precisava ser mantida, embora, de minha parte, nada estivesse – e, se estava, com certeza nada seria o mesmo de novo.

O jovem que me levou até o interior do pronto-socorro estava agora ao meu lado, e descobri que ele era encarregado de procurar, entre as pessoas que chegavam, aquelas que estavam pálidas – apenas um sinal de um ataque cardíaco prestes a acontecer. Lembrando-me disso, acho que estava realmente pálido; daí todos os comentários que ouvira nas últimas 24 horas. "Caramba – pensei, enquanto me levavam na maca pelo corredor – aconteceu comigo."

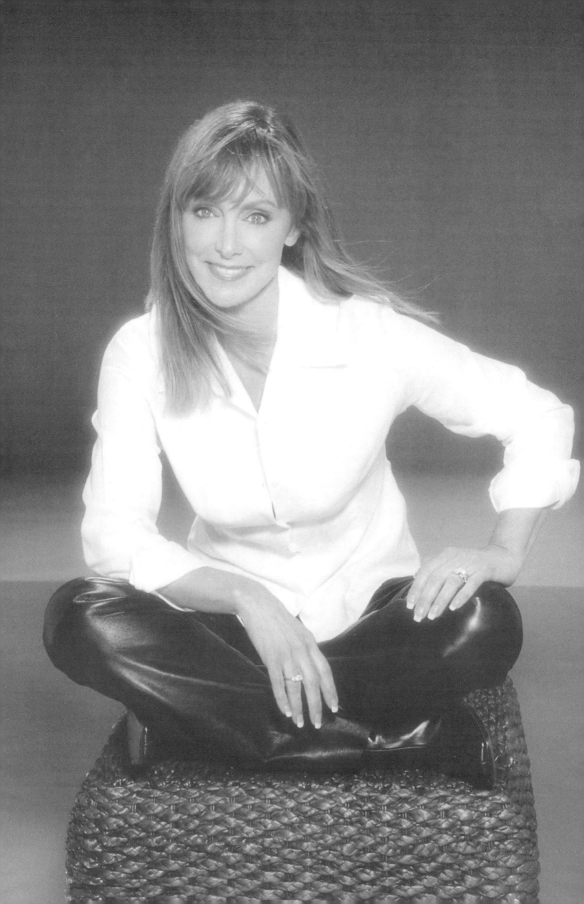

PEGGY FLEMING

*Nas Olimpíadas de Inverno de 1968, Peggy
Fleming patinou pela última vez, conquistando
uma medalha de ouro – e encerrou de maneira
elegante cinco anos como campeã americana de
patinação artística. Com apenas 19 anos, ela já
havia dominado competições de patinação
feminina de âmbito mundial. Em 1981, Peggy
mudou do rinque para a cabine de transmissão,
comentando eventos de patinação para a ABC
Sports. Com base em suas realizações, a Sports
Illustrated nomeou Peggy Fleming como uma das
sete atletas que mudaram o jogo no século XX. Ela
vive com o marido e um dos dois filhos na área da
Baía de São Francisco, onde produzem vinhos de
vinhedo próprio. (O outro filho vive no Colorado
com a mulher e dois filhos.) Hoje, Peggy defende
a necessidade de conhecer os fatores de risco
cardiovascular porque ela tem dois deles: um
histórico familiar de problemas do coração e
colesterol alto.*

"Embora atualmente eu precise dar um pouco mais de mim, estou determinada a permanecer saudável e contrariar as estatísticas de alguém com meu histórico familiar."

Alguns anos atrás, eu estava conversando com um cardiologista amigo da família e acabamos entrando no assunto do colesterol. Ele olhou para meu filho Andy, prestes a entrar na faculdade. "Você sabe – ele disse – seu filho deveria passar por exames." O médico estava ciente de que meu pai havia morrido de ataque cardíaco aos 41 anos, enquanto eu estava me preparando para as Olimpíadas. Por causa do meu histórico familiar, eu sabia da importância de estar sempre acompanhando os níveis sanguíneos do colesterol. Então fui com meu filho ao seu consultório, para fazermos o teste ergométrico* e o exame de colesterol. Os resultados mostraram que estava tudo bem, mas deveríamos manter o hábito de fazer avaliações periódicas.

Com essa rápida ida ao médico assumi pela primeira vez um papel ativo em termos de prestar atenção aos fatores de risco cardiovascular. Enviei Andy para a faculdade com um colesterol total de 165 ou algo aproximado (bem abaixo dos 200, que começam a preocupar os médicos). Meu nível de colesterol era de 194 – ainda considerado normal – e então não estávamos apreensivos. Isso foi em 1996.

---

* Trata-se da avaliação do sistema cardiovascular por meio de sua monitorização, enquanto se corre em uma esteira ou se pedala em uma bicicleta ergométrica. (N. do R.T.)

As Doenças do Coração Também Atacam Pessoas Próximas

Em 2000, minha irmã mais nova, Maxine (que só tinha 50 anos), de repente teve um ataque cardíaco e morreu, deixando duas crianças de 13 e 16 anos. Foi como um alerta para mim. A morte de Maxine me levou de volta ao médico para checar novamente o colesterol. Ele havia subido para 234. Já que meu histórico familiar para os níveis de colesterol não era favorável, meu médico prescreveu um remédio para baixá-lo. Ele acreditava que, embora eu estivesse me exercitando e comendo direito, meu histórico genético aumentava meu risco.

Tenho outra irmã que passou por uma cirurgia de revascularização com três pontes, em 2001. Tinha apenas 47 anos. Eu a havia pressionado para fazer um check-up. Ela nem queria ir e é enfermeira. Dizia assim: "Sei que preciso parar de fumar e perder um pouco de peso". Mas nunca se decidia.

Saímos para uma caminhada e ela começou a sentir dores no peito, embora não estivéssemos caminhando tão rápido. Eu disse: "Cathy, isso não é normal". O frustrante é que seu médico, na época, dizia: "Bem, não ande tão rápido". Quando ouvi isso, argumentei: "Não pode estar certo". Insisti para que ela fizesse outro exame, e os médicos não a deixaram voltar para casa. Agendaram a cirurgia para o dia seguinte. Logo depois da operação, ela comentou: "Oh, meu Deus, por que eu não te ouvi todos esse anos?"

Aprendi que isso é tudo que posso fazer. Por que Maxine não me ouviu? Cathy é uma pessoa diferente agora. Ela perdeu mais de 30 quilos. Nunca fumará de novo. E é bem cuidadosa com o que come. Ela ficou assustada para valer quando soube que precisava se submeter a uma cirurgia de revascularização cardíaca. Ela nunca havia passado por uma cirurgia antes, e essa é uma das mais complicadas. Antes da operação, ela me disse: "Estou com muito medo". Eu me lembro de tê-la consolado: "Você tem todo o direito de estar assustada, mas agüente firme. Quando está diante de algo inevitável, você acaba fazendo o que é necessário e se descobre mais forte do que pensa".

Na época em que eu ainda patinava, ouvia as palavras "colesterol alto", mas era sempre sobre meu pai, que morreu em 1966. Ele devia cuidar de sua dieta: teve três ataques cardíacos e o terceiro o matou. O café da manhã de nossa família consistia de bastante bacon e ovos. Meu pai afirmava: "Vou viver minha vida do jeito que quero". Quer saber? Tudo bem. Não podemos determinar como os outros devem viver. A vida é deles, e não podemos olhá-los com desprezo porque não estão fazendo o que esperamos. Ainda assim, acho egoísmo alguém dizer: "Quem se importa?" Há muitas pessoas que se importam.

Minha irmã mais nova fez a mesma coisa. Ela não ia ao médico com regularidade. Fumava, estava acima do peso, sabia que tinha vários fatores de risco, mas não queria pensar no assunto. E era uma mulher inteligente, que terminou a faculdade ainda jovem. Sentia-se feliz, e era dessa forma que queria levar a vida. Depois que morreu, tivemos dificuldade em aceitar: por que ela não quis ir ao médico? Por que não insistimos para ela parar de fumar? Por que não fizemos mais? Bem, nós tentamos, mas sempre acabava em discussão. Isso machuca. É difícil para as pessoas que ficam – são elas que realmente sofrem.

CONTRA-ATAQUE

Hoje estou muito mais atenta ao que como. Eu tinha uma dieta ótima quando patinava. Naquela época, minha mãe já era moderna:

servia refeições com alto teor de proteínas, com restrição de carboidratos, e sem sobremesa – bem, está certo, sobremesa de vez em quando, mas nada de refrigerantes. Tínhamos sucos ou água. Quando competia, às vezes não conseguia nem sentar para comer, por causa dos meus nervos. Mas minha mãe sabia que eu adorava macarrão com queijo. Então preparava esse prato para mim, antes de um evento. Era perfeito.

Vejo a comida como um combustível. Acredito que, se você comer as coisas certas, terá mais energia e se sentirá melhor. Quando vou a um restaurante, tento evitar o pão e manteiga do *couvert*. E massas com molho branco são fatais. Elas têm um gosto ótimo, mas são ricas em gorduras. Peço um pouco de arroz – talvez um quarto de xícara –, em vez de pegar as quantidades enormes que normalmente são servidas. Para acompanhar, peço uma porção pequena – ou alguns aperitivos – de outra coisa, de modo a ter uma grande variedade, em vez de uma única porção gigante. Funciona.

Acho que os restaurantes fast-food estão tentando melhorar. Se tenho de ir a um deles, como metade do pão, escolho hambúrguer ou frango grelhado – dispenso o empanado – e como a alface e os tomates sem molho. O tomate deixa o lanche bem suculento. Só não peça batatas fritas. Eles agora têm saladas também. Espero que dentro de dez anos seja saudável ir a um restaurante fast-food. Quando viajo, levo barras de proteínas ou de nozes, que têm colesterol zero, bastante proteína e carboidratos. É o que como no lugar das batatinhas cheias de colesterol.

Durante as compras, leio os rótulos. Tento evitar gorduras-trans[*] tanto quanto possível; elas estão em todo tipo de comidas empacotadas. Prefiro alimentos frescos – há menos rótulos para ler!

---

[*] Gordura-trans é um tipo de gordura com maior potencial aterogênico, ou seja, de obstruir as artérias do corpo. (N. do R.T.)

Meu filho veio me visitar no último dia de Ação de Graças e notei que ele começava a engordar. Ele é praticante de *snowboard* e sempre come em fast-foods. Eu pretendia fazer alguns exames de sangue e então insisti para que ele fosse comigo e prometi pagar as despesas. Seu colesterol estava acima de 200. Lembro-me do olhar de choque em seu rosto quando viu os resultados.

Eu o levei ao cardiologista, que disse: "Vamos ver se podemos corrigir o resultado apenas com uma dieta". Para alguém com apenas 26 anos, um regime funciona muito bem. Em todo caso, foi um aviso, mas o deixou bem assustado. Ainda mais com a sua herança genética. Algumas vezes é preciso seguir a intuição. Assim, estou feliz de tê-lo levado a fazer os exames. Foi uma prova de que você pode ser jovem e parecer saudável, mas o colesterol não é algo que você possa ver. Você não o sente. Ele é um assassino silencioso.

Penso que, quando se trata de prevenir doenças cardiovasculares, é preciso desenvolver estratégias adequadas a cada pessoa. Somos diferentes uns dos outros e a química de cada um age de maneira diferente. Logo, o que funciona para uma pessoa pode não funcionar para outra. Com minha experiência, acredito que é preciso consultar um médico, para que seja feita uma avaliação da saúde pessoal e dos fatores de risco, incluindo constituição física, dieta, programa de exercícios e histórico familiar. Peça a ele para trabalhar com você na criação de um plano de ação personalizado.

Por exemplo, o estrogênio é bom para combater o colesterol alto. Agora que tenho 55 anos, meus níveis de estrogênio começam a diminuir. Por isso a tendência é meu colesterol aumentar. Estou ficando mais velha e meu corpo está mudando. O que dava bom resultado aos 30 não obtém a mesma resposta aos 50. Embora atualmente eu tenha de exigir um pouco mais de mim, estou determinada a permanecer saudável e contrariar as estatísticas de alguém com meu histórico familiar. E estou confiante de que meu filho fará o mesmo.

Fatores de Risco

Quando se trata de doenças cardíacas, sabemos ao menos onde estamos. Graças a um estudo realizado em 2003 pelo *Cleveland Clinic Heart Center*, não há mais dúvidas sobre os principais fatores de risco que levam ao desenvolvimento do assassino número um dos Estados Unidos. O estudo combinado de vários testes envolveu um total de 122.458 pacientes com doença arterial coronariana (infarto e angioplastia). Os estudos revelaram que entre 80% e 90% dos pacientes tinham ao menos um fator de risco importante (colesterol alto, pressão sanguínea alta, diabetes ou eram fumantes). Antes dessa descoberta, os médicos acreditavam que fatores de risco estavam ausentes em pelo menos metade de todos os pacientes com doença arterial coronariana. A boa notícia é que o estilo de vida tem um papel importante na determinação da maioria dos fatores de riscos cardiovasculares, o que significa que podem ser prevenidos. Aqui estão os principais inimigos na luta contra as doenças cardiovasculares:

Colesterol alto. Acredita-se que um em cada dois americanos tenha colesterol alto. Se você ainda não mediu o seu, visite um médico para avaliar seu perfil lipídico, que verifica o colesterol total, o colesterol LDL e HDL e os triglicerídeos. Você precisa jejuar por 9 a 12 horas antes que a amostra de sangue seja retirada. O LDL entope suas artérias, e uma leitura de 100 a 129 mg/dl (miligramas por decilitro) é considera próxima da ideal. Quanto mais baixo o LDL, melhor. Por outro lado, o HDL escolta o LDL para fora do corpo e ajuda a manter as artérias limpas. Assim, quanto maior seu número, melhor. Nos homens, o HDL deve ser maior que 40; nas mulheres, maior que 50. Para conhecer seu colesterol total, some o LDL com o HDL*. Menos de 200 é desejável. Números entre 201 e 239 são considerados limítrofes, enquanto uma leitura de 240 significa que você está duplamente sujeito ao risco de ter uma doença cardíaca, em relação a uma pessoa com colesterol total de 200. Para os triglicerídeos, menos de 150 mg/dl é considerado normal.

Pressão sanguínea alta. A pressão sanguínea refere-se à força do sangue contra as paredes das artérias. Ela é aferida por duas medidas: a sistólica, que é sempre o primeiro número e mede a força do sangue quando o coração está se contraindo, e a diastólica, que é o segundo número e mede a força do sangue contra a parede de uma artéria, quando o coração está se relaxando. Você tem pressão sanguínea alta se sua leitura for maior ou igual a 140/90 mmHg (milímetros de mercúrio). A normal é de 120/80 mmHg, mas é importante ter em mente que ela tende a se elevar após os 50 anos. Pressão sanguínea alta significa que seu coração necessita fazer mais força para mover o sangue pelo corpo. Estudos mostram que a cada elevação da pressão sistólica em 10 milímetros de mercúrio, o risco de eventos cardiovasculares eleva-se em 20%.

Diabetes. Dois terços das pessoas com diabetes morrem de doença cardíaca ou de acidente vascular cerebral[†], de acordo com a Associação Americana de Diabetes. Níveis altos de açúcar no sangue (maior ou igual a 150)[††] podem causar obstruções nos vasos sanguíneos. O diabetes também pode aumentar a tendência do

---

* Na verdade, o colesterol total é a soma da fração LDL, HDL e de uma terceira fração, o VLDL. Portanto, estimar o colesterol total apenas com a soma do LDL e do HDL está incorreto. (N. do R.T.)

† Popularmente conhecido como "derrame". (N. do R.T.)

†† Estudos recentes mostram que o risco de obstruções arteriais eleva-se a partir de níveis maiores ou iguais a 100 mg/dl, tornando-se mais significativo após 126 mg/l, que é o valor utilizado para se fazer o diagnóstico do diabetes melito. (N. do R.T.)

sangue de coagular e diminuir a capacidade natural do corpo de dissolver coágulos.

Fumo. A fumaça do cigarro contém 4.000 substâncias químicas diferentes. Só esse fato já é suficiente para explicar por que fumar é perigoso. Se você puder parar com esse hábito por um ano, sua chance de ter um ataque cardíaco cai pela metade em relação a um fumante. Depois de 15 anos sem fumar, seu coração será tão saudável quanto o de uma pessoa que nunca fumou.

Dieta rica em gorduras. Uma dieta rica em gorduras saturadas, encontradas principalmente em carnes e em produtos derivados do leite, aumenta o risco de doenças cardiovasculares. Para diminuir o risco, pratique uma dieta cuja quantidade de gordura não ultrapasse 30% do total de calorias ingeridas diariamente, recomenda o médico Bill Ricks, da *The Heart Associates of Northern California* e cardiologista de Peggy Fleming. Lembre-se também de que nem todas as gorduras são criadas da mesma forma. Em vez de gorduras saturadas, como manteiga e margarina, escolha aquelas não-saturadas, como óleo de oliva ou de cártamo. Os médicos também recomendam uma ou duas porções de 90 gramas de gordura de peixe toda semana. Boas escolhas incluem arenque, salmão, atum e cavala, fontes de ácidos graxos ômega-3, que previnem a formação de coágulos no sangue. Além disso, a dieta típica americana é terrivelmente deficiente em fibras. Fibras solúveis formam um gel que se liga ao colesterol, escoltando-o para fora do corpo. Os médicos recomendam consumir ao menos 25g de fibras por dia, encontradas em frutas frescas, vegetais, grãos e legumes.

Sedentarismo. Um estilo de vida sedentário aumenta o risco de doenças cardiovasculares. Os médicos recomendam um mínimo de 20 minutos de exercícios dia sim, dia não. Apenas uma caminhada ligeira será suficiente para cumprir a exigência; sua meta é fazer

FATOS RÁPIDOS:
AS MULHERES E A DOENÇA CARDÍACA

Se você acha que as mulheres não precisam se preocupar com as doenças cardiovasculares, pense novamente. Essas estatísticas preocupantes vêm da Coalizão Nacional para Mulheres com Doença do Coração dos Estados Unidos:

- 8 milhões de mulheres americanas vivem com doenças cardiovasculares.

- 13% das mulheres com 45 anos ou mais tiveram um ataque cardíaco. E 435 mil mulheres têm ataques cardíacos todos os anos, sendo que 267 mil são fatais.

- A idade média em que ocorre um ataque cardíaco nas mulheres é 70,4 anos.

- Aproximadamente 31.800 mulheres morrem todos os anos de insuficiência cardíaca congestiva (a incapacidade do coração de bombear sangue suficiente pelas artérias). Isso é quase 63% de todas as mortes por insuficiência cardíaca congestiva.

- Mulheres afro-americanas de idade entre 55 e 64 anos têm duas vezes mais chances de ter um ataque cardíaco do que mulheres brancas da mesma idade.

- Mulheres que fumam correm o risco de ter um ataque cardíaco 19 anos antes do que as que não fumam.

- Mulheres com diabetes têm duas a três vezes mais chances de ter um ataque cardíaco do que as que não são diabéticas.

- Mais mulheres do que homens morrem todos os anos de doenças cardiovasculares, e no entanto as mulheres respondem por apenas 33% de todas as angioplastias, *stents* e cirurgias de ponte de safena; 28% dos desfibriladores implantáveis; e 36% de todas as cirurgias cardiovasculares.

a freqüência cardíaca ir além de 100 batidas por minuto durante o exercício. (Se você tem estado inativo, primeiro obtenha a aprovação do médico, antes de tentar qualquer atividade mais extenuante do que caminhar.)

Obesidade. A pesquisa mostrou que homens com uma cintura maior do que 102 cm correm maior risco de doença cardíaca. Mulheres com uma cintura maior do que 88cm também correm risco.

Histórico familiar. A possibilidade de desenvolver doença cardíaca aumenta, se você tem um membro da família de primeiro grau (irmão, irmã, mãe ou pai) que tem coronariopatia. Embora você não possa controlar seu histórico familiar, pode tomar cuidados especiais para evitar outros fatores de risco, se esse histórico aumentar as chances de desenvolvimento de doenças cardiovasculares.

Estresse. Níveis de estresse elevados podem representar um aumento do risco de doenças cardiovasculares. Por exemplo: os níveis de colesterol de contadores costumam atingir o auge durante a época das declarações de imposto de renda, e os médicos podem até prever se eles são contadores pessoais ou corporativos, pois seus níveis de colesterol chegam ao máximo em épocas diferentes do ano, relata o dr. Ricks. Embora outros fatores possam ter impacto mais direto no que se refere à possibilidade de uma pessoa desenvolver ou não eventos cardiovasculares, é aconselhável ficar atento àquelas épocas da vida em que você se sente particularmente estressado, e realizar um esforço especial para reservar um tempo para meditação, ioga ou outras atividades relaxantes.

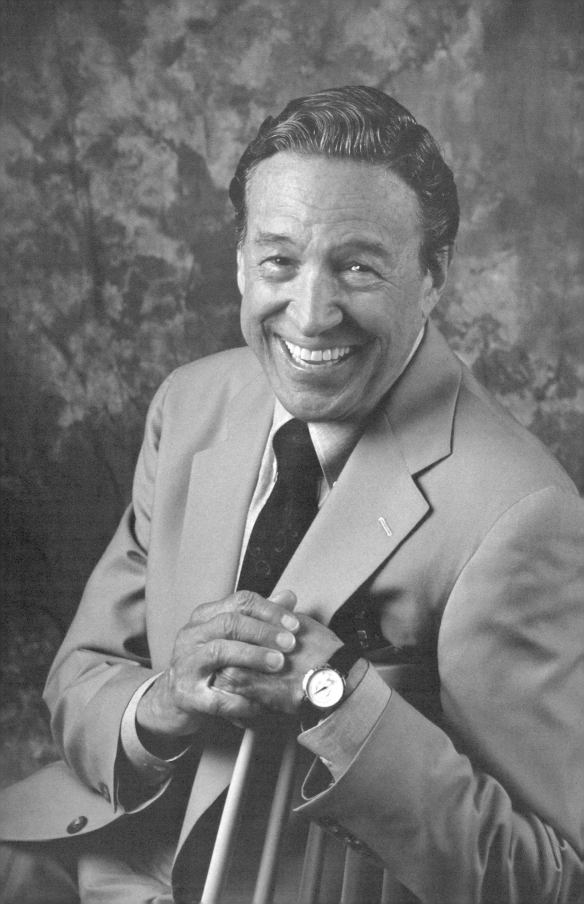

MIKE WALLACE

Um dos repórteres mais conhecidos dos Estados Unidos, Mike Wallace começou a carreira no rádio no final dos anos 40 e passou a apresentar programas de televisão dez anos mais tarde. Foi correspondente de guerra da CBS durante o conflito no Vietnã e, em 1968, juntou-se a um novo show chamado 60 Minutes. Ele ainda está lá, e apesar de ter um marca-passo implantado há mais de dez anos, para regular seu batimento cardíaco (embora algumas pessoas entrevistadas por ele possam contestar a idéia de que ele tenha um coração), Mike não mostra nenhuma indicação de que pode parar ou ir mais devagar.

*"Meu marca-passo não me impediu de fazer nada...
É uma operação bem simples, e o marca-passo me
permitiu viver a vida com poucas interrupções."*

Era 1991, e eu apresentava o que podia ser chamado de crises de tontura. Não fazia idéia do porquê, mas de repente ficava tonto. Não desmaiava de verdade, apenas deitava no sofá do escritório e esperava a tontura passar. Mas o mal-estar continuava acontecendo, e toda vez eu pensava: "Bem, vai ter fim". A ocorrência continuou por seis meses, e eu sempre pensando: "Devo estar cansado" ou "Nossa, tenho tantas coisas mais importantes para fazer agora". Nunca cogitei seriamente sobre consultar um médico.

Um dia, estava na Califórnia com Don Hewitt, o produtor executivo do *60 Minutes*. Quando entrei no avião para o vôo de volta a Nova York, abaixei para pegar algo em minha bolsa, antes da decolagem. Foi a última coisa de que me lembro. Disseram que desabei no chão. Eu desmaiei.

Quando Hewitt me viu cair, descobri depois, sua reação foi: "Caramba, agora nunca vamos conseguir superar o *Cheers!*" (Estávamos em uma guerra de audiência com o seriado.) Trouxeram uma maca para bordo e me levaram ao hospital Marina del Rey. Ao recuperar os sentidos, lembro-me de que me deram algumas pílulas, enquanto os médicos faziam exames. Enfim, um médico chegou com os resultados e disse: "Você precisa de um marca-passo". Essa foi a primeira vez em que pensei no assunto.

No dia seguinte, tomei um avião, corri para casa e fui ver meu cardiologista, o dr. Jeffrey Matos, em Manhattan. Ele fez alguns exames e concordou com o primeiro diagnóstico: eu precisava de um marca-passo.

Ganho a vida entrevistando pessoas. Então, comecei a lhe fazer perguntas, pois, ao considerar um procedimento médico, é preciso sempre estar informado. Isso significa não ter medo de questionar seu médico. Perguntei a ele: "Quanto tempo vou ficar fora de ação? Qual o desdobramento disso tudo? Quão séria é a operação? O que acontecerá se eu não a fizer?" Como jogo tênis, indaguei sobre o tempo que teria de esperar, após a operação, para voltar a jogar. Claro que estava apreensivo, mas não ficava repetindo para mim mesmo: "Certo, tenho de fazer isso; isso tem de ser feito". Meu médico disse que não havia nenhuma vantagem em esperar, e, quando olho para trás, realmente foi um rearranjo mínimo na minha vida.

Eu conhecia pessoas que tinham marca-passos. Duas ou três me disseram: "Não esquente, é uma operação fácil. Você não vai ficar inativo por muito tempo". Frank Field, que na época era o mais conhecido homem do tempo da televisão, em Nova York, me contou sobre sua experiência: "É moleza". Então, duas semanas depois de saber sobre o dispositivo e sobre como minha vida melhoraria, eu tinha um marca-passo. Estava com 72 anos.

Ao acordar, depois da cirurgia, meu braço doía. Eles o haviam colocado em uma tábua e o esticaram, para poder fazer com mais facilidade a incisão acima da clavícula. Tive dores musculares por dois ou três meses, e me recomendaram não me esticar para pegar objetos, nem levantá-los, por algumas semanas. Mas voltei ao trabalho dez dias depois, embora não a pleno vapor. Logo depois, estava de volta às quadras.

Seguindo em Frente com um Marca-passo

Agora estou no meu segundo marca-passo. Substituí o original cerca de um ano atrás, pois sua bateria havia chegado ao fim. O novo instrumento foi colocado na mesma incisão do original. Os médicos checaram os velhos fios e concluíram que estavam em boas condições. A única peça nova foi o marca-passo (que inclui uma bateria hermeticamente fechada).

O aparelho não me impediu de realizar nenhuma atividade. O único problema que enfrento são os aeroportos. Sempre que estou na fila do detector de metais, preciso explicar que tenho um marca-passo. As pessoas com marca-passos seguem por uma entrada especial, onde são revistadas. Viagens internacionais têm sido mais complicadas. Em algumas ocasiões, o pessoal de segurança estrangeira não entende por que eu não posso passar pelos detectores de metal.

De vez em quando, me ligam do consultório médico para saber se o marca-passo está funcionando direito. Coloco um transmissor no lugar em que ele está localizado, enviando uma gravação do traçado do meu coração pelo telefone. Assim, eles podem saber se meu marca-passo está estimulando o coração de maneira adequada e se a bateria ainda está boa.

Também visito meu médico com certa freqüência, e ocasionalmente ele me faz usar um monitor Holter por 24 horas. O aparelho grava meu ritmo cardíaco no decorrer do dia, e essa é outra forma de assegurar que o marca-passo está funcionando direito. O monitor fornece a ele informações detalhadas.

Por dez a quinze anos antes da cirurgia, tentei parar de fumar. Mas sempre tinha uma recaída. Tentava de novo, voltava a fumar outra vez e assim por diante. Mas não fumei um único cigarro desde aquela operação, pode ter certeza. Antes do marca-passo, eu pensava em parar, mas obviamente ainda estava viciado. Eu sempre dizia: "Bem, diminuí bastante a quantidade de cigarros". Mas no dia em que saí do hospital, me decidi: "Certo, agora com certeza não vou mais fumar".

Sempre fui bastante razoável quanto a minha dieta, e não a mudei muito desde o dia em que entrei naquele avião com Don Hewitt. Eu estava casado há 28 anos com uma mulher que me alimentava principalmente de nozes e uvas-passas. Ela não era maníaca por saúde, mas estava à frente do seu tempo. Comíamos bastante peixe e frango sem a pele. Perguntei ao dr. Matos sobre minha dieta, mas ele respondeu que ter um marca-passo não influía muito no que eu podia ou não comer. Obviamente, assim como todas as pessoas, eu ainda preciso de uma dieta saudável, mas não é uma preocupação tão grande quanto para alguém que passou por uma cirurgia de revascularização cardíaca ou angioplastia.

Para qualquer um que esteja se deparando com a necessidade dessa cirurgia, eu digo: "Vá fazê-la". Embora sempre haja riscos, é uma operação bem fácil, e o marca-passo me permitiu viver com poucas interrupções. E com certeza é melhor que desmaiar em um avião!

As Observações do Médico:
ACELERAR UMA FREQÜÊNCIA CARDÍACA LENTA

JEFFREY MATOS, médico, presidente da
Arrhythmia Associates de Nova York, com sede na cidade de Nova York

Em média, o coração humano bate cerca de 70 vezes por minuto, quando em repouso. A fim de manter essa freqüência, três estruturas do coração – o nódulo sinusal, o nódulo atrioventricular e o sistema de His-Purkinje são "fios" que permitem uma ligação elétrica entre as duas câmaras superiores do coração (os átrios, que são câmaras de bombeamento menores) e as duas câmaras inferiores (os ventrículos, que são as principais câmaras de bombeamento). Esses três componentes são determinantes da freqüência cardíaca e, quando um deles falha, o coração pode desacelerar o ritmo perigosamente.

Para acelerar uma freqüência cardíaca lenta, os médicos podem instalar um marca-passo artificial, dispositivo pequeno que funciona como uma bateria, ajudando o coração a bater de forma regular.

No caso de Mike Wallace, seu sistema His-Purkinje não estava dando conta do recado. Cada uma das estruturas funcionava de maneira adequada. Então, era razoável concluir que um problema no sistema His-Purkinje era a razão que o levava a desmaiar. Seu coração não batia suficientemente rápido para levar o sangue e o oxigênio ao cérebro, o que motivava os desmaios.

Quando me perguntam quais são os riscos dos marca-passos, digo que pode haver infecção quando se implanta o dispositivo. Embora ele seja implantado em condições de sala de cirurgia, qualquer objeto estranho pode ser infectado. Isso é discutido. O paciente deve receber antibióticos antes e depois da inserção do marca-passo. Há também risco de sangramento. Por exemplo: em raras ocasiões, o fio do marca-passo pode fazer um buraco no coração. Há também o pequeno risco de o marca-passo ter um defeito técnico ou a possibilidade de um problema nos pulmões ou em um dos braços.

Antes do procedimento, os pacientes receberão sedação intravenosa e ficarão um tanto grogues. Evitamos a anestesia geral porque, quanto mais profundamente você tira os sentidos de uma pessoa, mais arriscado se torna o procedimento, devido a razões relacionadas à anestesia. Em geral, os marca-passos são colocados um pouco abaixo da clavícula, normalmente do lado esquerdo. Se, no entanto, o paciente é canhoto, ou tem algum tipo de dificuldade com o lado esquerdo, ele pode ser instalado no lado direito. O procedimento costuma levar menos de uma hora. ■

Vivendo com um Marca-Passo

A maioria dos pacientes descobre que um marca-passo causa muito pouco impacto em sua vida. Nas primeiras seis semanas depois de recebê-lo, é importante não levantar muito os braços acima da cabeça. Isso não significa que você não deva pegar algo na prateleira do alto de um armário, mas deve se abster de atividades como golfe ou tênis. É que leva seis semanas para a capa de fibras do coração crescer sobre o fio (ou fios) que vai do marca-passo até o coração, formando uma "cola" natural. Antes desse tempo, atividades excessivas podem fazer com que um eletrodo (situado na ponta do fio) fique fora do lugar.

A longo prazo, os fios de um marca-passo estão sujeitos a certo desgaste. Eles podem ser danificados no ponto em que passam sob a clavícula. Além disso, o coração bate cerca de 70 vezes por minuto, ou seja, mais de 100 mil vezes por dia e mais de 35 milhões de vezes por ano, e, a cada batida do coração, os fios se entortam ligeiramente.

Há mais uma restrição para o paciente, e essa é permanente: pessoas com marca-passo não podem fazer exames de imagem ou angiografia por ressonância magnética. O campo magnético a que os pacientes são expostos durante esses exames pode afetar o marca-passo, danificando-o e prejudicando o seu adequado funcionamento.

Com o tempo, um marca-passo precisa ser substituído. Sua durabilidade dependerá de vários fatores. Uma das principais questões é a freqüência com que é usado. Como entra em atividade só quando necessário, o marca-passo de uma pessoa pode ser usado muito mais que o de outra. Como qualquer outro aparelho, quanto mais ele é solicitado, mais rapidamente sua bateria precisa ser substituída. Se for usado eventualmente, suas baterias provavelmente durarão para sempre. A vida útil média das baterias é de sete anos. Há pessoas que as trocam a cada três ou quatro anos, enquanto outras só o fazem depois de dez ou onze anos. Ao substituí-las, você literalmente tira o marca-passo antigo, pois não dá para simplesmente trocá-las, já que estão seladas dentro do marca-passo. O procedimento leva cerca de 40 minutos, e algumas vezes exige que a pessoa passe uma noite no hospital.

Os pacientes podem checar o funcionamento dos seus marca-passos de duas formas: utilizando um telefone que transmite cerca de 10 segundos de atividade do marca-passo e dá ao médico informações elementares sobre seu funcionamento, ou durante uma visita ao consultório. Durante a consulta, é feito um questionário para determinar os detalhes do estado da bateria, a condição dos fios que ligam o marca-passo ao coração e informações gerais sobre como tem se comportado o ritmo cardíaco. O resultado de uma consulta é muito mais esclarecedor do que a checagem por telefone.

— JEFFREY MATOS, *médico, presidente da* Arrhythmia Associates *de Nova York, sediada na cidade de Nova York*

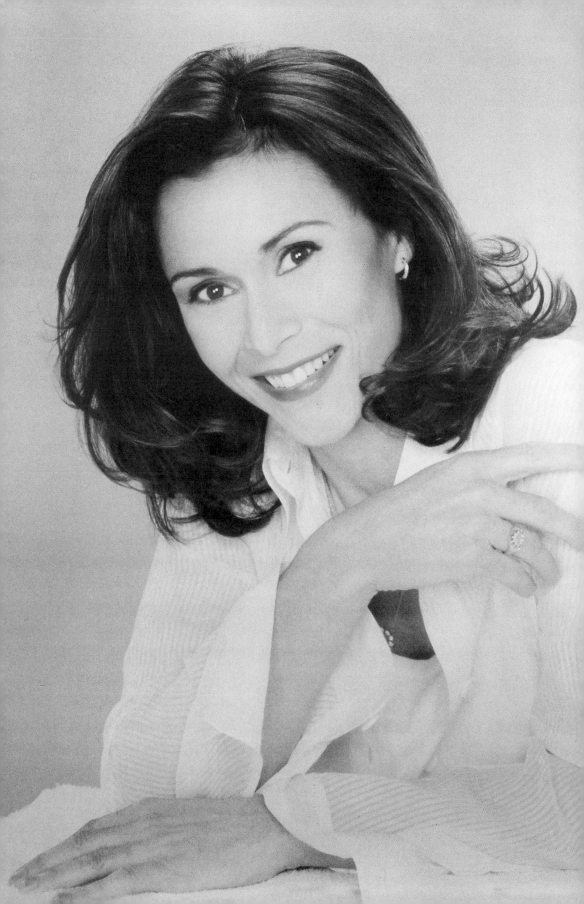

KATE JACKSON

Vista pela primeira vez no seriado da ABC Dark Shadows *(1966-71), Kate depois estrelou* As Panteras *(1976-81) e* Scarecrow and Mrs. King *(1983-87). Já sobrevivente de câncer de mama, aos 46 anos foi diagnosticado um buraco no seu coração. Depois dessa surpresa, Kate Jackson mudou seu estilo de vida para sempre. Apesar de ter passado por uma cirurgia do coração, essa atriz premiada continuou em atividade. Hoje, faz filmes especiais para a televisão por meio de sua companhia de produção.*

"Depois de passar pela cirurgia do coração, aprendi a não ficar mais estressada com os negócios. Posso rir de tudo. Sei onde estão minhas prioridades."

Em 1994, terminei um filme para a televisão, na Carolina do Norte, chamado *Justice in a Small Town*, e decidi visitar minha mãe no Alabama, no caminho de volta para a Califórnia. Na ocasião, sabia que algo não ia bem com minha saúde, pois, enquanto fazia o filme, senti-me completamente fatigada e percebi que meu coração batia bem mais rápido do que o normal, quando eu precisava fazer força. Por exemplo: havia uma cena em que eu carregava uma garotinha bem leve e corria para nosso *trailer* no *set* de filmagem. Fizemos essa tomada três vezes. Eu tinha apenas de correr até dentro do *trailer*, pegar coisas, atravessá-lo com a menina no colo e correr para fora. Na primeira vez, eu já fiquei com a respiração um tanto ofegante. Na segunda, mais ofegante ainda. Antes da terceira tomada, eu estava do lado de fora da porta, esperando pela ação, e meu coração batia acelerado. A garotinha se movia em meus braços, de um lado para o outro do meu peito, porque meu coração fazia muito barulho. Ela olhou para mim e eu sabia por quê. Eu disse: "Puxa, meu coração bate forte, não é mesmo?" E ela respondeu que sim. Então, fizemos a terceira tomada e me lembro de ter pensado: "Meu Deus, espero que estejam satisfeitos, porque estou realmente sem fôlego".

Nas últimas duas semanas de gravação, estávamos trocando o dia pela noite. Por isso, o pessoal de apoio colocou um revestimento negro sobre as janelas do quarto de hotel, de forma que ficasse escuro como a noite. Assim, eu podia facilmente dormir das cinco ou seis da manhã até às duas horas da tarde. Mas eu sabia que, quando chegasse ao Alabama, seria difícil recuperar a rotina normal de sono. É uma situação pior do que mudança de fuso horário. Aí pensei: bem, provavelmente terei uns dias ruins, mas vou melhorar. Não dormi na noite em que cheguei ao Alabama. Para complicar, começaram a trabalhar com escavadeiras na casa do vizinho. Passei três noites acordada e podia sentir o quanto estava me acabando. De tão cansada, comecei a chorar.

Já há algum tempo eu percebia que minha pele apresentava uma tonalidade estranha. Durante a filmagem, os profissionais que cuidavam do meu cabelo e da maquiagem também notaram. Eles ficaram preocupados, achando que algo pudesse estar errado, mas não me disseram nada. Por outro lado, eu atribuía a mudança na cor de minha pele à iluminação na área em que os maquiadores trabalhavam. Também imaginei que a maquiagem aplicada era para o dia, quando devia ser para a noite. Mesmo no Alabama, podia ver ainda aquela tonalidade azul em meu rosto, mas encontrei explicação na luz do banheiro. Bem, depois de três dias me sentindo muito mal, eu precisava fazer algo. Havia chegado ao limite.

Liguei para o dr. Jerry Pohost e disse: "Acho que preciso ir ao hospital". Eu o conhecia porque ele realizara uma angioplastia na minha mãe. Ele me encaminhou para um quarto de hospital e solicitou alguns exames. Conversamos sobre o que diríamos, para que o caso não fosse explorado pelos tablóides. "Vamos divulgar que foi apenas tontura" – ele sugeriu. Eu pretendia culpar a exaustão, mas o dr. Pohost me convenceu de que ninguém pode inventar nada baseado em um diagnóstico de tontura.

Um Diagnóstico Atordoante

Tenho esse pequeno filme na minha cabeça e o repito de vez em quando. Estou no quarto do hospital e o dr. Pohost caminha em direção à porta. De repente se volta e diz: "Bem, como sou cardiologista, e já que estou aqui, posso muito bem ouvir seu coração".

O dr. Pohost colocou o estetoscópio sobre meu peito por alguns instantes e logo saiu do quarto. Alguns minutos mais tarde, uma máquina de ultra-som chegou acompanhada de vários médicos e enfermeiras.

No dia seguinte, o dr. Pohost voltou e sentou-se calmamente ao meu lado. A conversa tomou um rumo específico e eu perguntei: "Jerry, parece que estamos falando de cirurgia do coração?".

Ele olhou bem para mim e disse: "Sim, Kate, estamos".

"Jerry, parece que estamos falando de uma cirurgia do coração em mim?"

Ele continuou a me olhar profundamente e repetiu: "Sim, Kate, estamos".

Então, tentei uma saída: "Estamos falando de algo para daqui a vinte anos? Talvez quinze?"

Ele foi categórico: "Que tal daqui a duas semanas?"

O dr. Pohost me explicou que eu tinha um buraco no coração e por isso ficava sem fôlego, pois meu corpo só recebia metade do sangue (e, portanto, do oxigênio) que devia receber. Ele me esclareceu que, se temos dois litros de sangue oxigenado, por exemplo, normalmente eles são bombeados pelo coração, distribuindo assim um rico suprimento de oxigênio para o resto do corpo. No meu caso, no entanto, apenas um litro estava sendo bombeado, enquanto o outro passava pelo buraco e era reprocessado. Dessa forma, eu só conseguia a metade do que meu coração devia me proporcionar. O buraco esteve lá durante toda minha vida, e acredito que, conforme fiquei mais velha, ele aumentou de tamanho. Jerry também explicou que minha pele parecia azul porque o sangue que passava pelo buraco do meu coração não tinha oxigênio.

Bem, notícias como essa são sempre um choque, e eu estava surpresa. Mas ao menos sabia, finalmente, qual a razão do meu cansaço e de minha respiração ofegante. Também sabia algo mais: estava pronta para fazer a cirurgia.

Se você for passar por uma cirurgia cardíaca, precisa acreditar no sucesso, confiar em seu médico e ter uma forte razão para passar pela experiência. Você deve fazer uma pesquisa e descobrir qual a melhor pessoa para cuidar de você. Guardo comigo um pequeno bloco de notas com perguntas que costumava fazer enquanto procurava um cardiologista para realizar uma angioplastia na minha mãe. Ele era útil também para algumas anotações, pois ninguém se lembra de tudo que é dito, especialmente se o assunto for cirurgia cardiovascular. Acredito que, quando se trata de sua saúde, você tem responsabilidade quanto a se envolver ativamente. Fiz toda a minha pesquisa pessoalmente, na maioria das vezes usando a Internet. Se você estiver pensando em realizar uma angioplastia ou mesmo em reparar um buraco no coração, pergunte ao seu médico: "Quantas vezes você realizou esse tipo de operação? Quantas vezes a cirurgia foi bem-sucedida?" Se um médico foi bem-sucedido em apenas 25 de cada 100 operações, ele não é a pessoa que você quer. E com certeza você não deseja ser paciente de um cirurgião estreante. Eu conhecia Jerry Pohost e confiava nele – ele estava comigo a cada passo do caminho.

Como queria saber tudo sobre o que aconteceria, pedi ao dr. Pohost que me esclarecesse sobre o que eu não entendia. Eu per-

"NÃO PODE SER DOENÇA CARDÍACA... EU SOU UMA MULHER!"

Quando se trata de doença cardíaca, as mulheres algumas vezes são suas piores defensoras. Conseguir tratamento rapidamente pode representar a diferença entre a vida e a morte. Ainda assim, uma olhada nos seguintes fatos mostra que as mulheres adiam a decisão ou relutam em ligar para uma ambulância quando os sintomas se tornam graves.

◆ Antes de procurar assistência médica, as mulheres, quando comparadas aos homens, têm mais tendência a questionar os sintomas. Como resultado, demoram mais tempo para buscar ajuda.

◆ Algumas mulheres adiam a busca do tratamento médico por causa de responsabilidades domésticas (a necessidade de terminar o preparo de uma refeição ou o cuidado com o marido ou com os filhos, por exemplo) ou por medo do ridículo, caso seja alarme falso ("O que os vizinhos vão pensar, se virem uma ambulância na porta da casa?").

guntava: "E o que isso faz?" ou "E quando isso acontece?". Formei uma imagem clara de toda a situação.

Voltei para a Califórnia e, para ser bem honesta, tratei de colocar meus negócios em ordem. Uma cirurgia cardiovascular significa que seu coração ficará parado por algum tempo nas mãos dos médicos. Fatos dessa natureza, nos quais as pessoas não gostam de pensar, geram circunstâncias que precisam ser resolvidas. Fiz um novo testamento. Morava na praia, mas havia acabado de comprar

◆ As mulheres preferem ser levadas ao pronto-socorro de carro, seja pelo marido ou por um amigo, em vez de chamar uma ambulância. Pode ser um erro fatal, já que os paramédicos começam o tratamento imediatamente, enquanto a ambulância segue para o hospital.

◆ As mulheres continuam a acreditar que a insuficiência coronariana é uma "doença de homem". Elas assumiram o câncer de mama e estão bem conscientes da necessidade de uma mamografia anual, mas não dão ao coração a mesma prioridade. Embora não haja o teste único, capaz de diagnosticar com precisão a insuficiência coronariana, há vários testes que podem dizer se o indivíduo corre o risco de ter, ou se já tem, obstruções arteriais. As mulheres devem perguntar a seus médicos sobre os testes mais apropriados a elas, se eles são precisos em mulheres e como os fatores de risco individuais (genética, obesidade, colesterol alto, hipertensão, fumo) devem ser abordados.

— SHARONNE HAYES, médica, diretora do *Mayo Women's Heart Clinic*, em Rochester, Minnesota.

uma casa nova. Também conversei com o designer que estava me ajudando e expliquei que ia passar pela cirurgia e ficaria um mês me recuperando no Alabama. Voltaria a atuar frente às câmeras em setembro. (Eu seria co-produtora executiva de meu próximo filme para televisão dali a quatro meses. Era um filme de ação e aventura, a ser filmado em uma locação no território de Yukon, no Alasca. Eu representaria o papel de uma mulher atlética que corre em um evento de trenós de cachorros de Iditarod.)

Liguei para meu agente. Expliquei que tudo era muito simples: os médicos haviam descoberto o problema a tempo e seriam capazes de resolvê-lo. Enfatizei que não ficaria limitada de forma alguma e não havia a possibilidade de nenhum dano irreparável. Eu procurava assim tranqüilizar as pessoas, pois em Los Angeles você pode ficar louco, pode se atrasar constantemente para as gravações, pode tentar decorar o texto na hora da filmagem, enquanto todos esperam, mas *não pode* ficar doente. Lembrei-me de um fato ocorrido durante a gravação de um episódio de *As Panteras*. Ross Martin, que havia feito *James West*, trabalhava conosco como ator convidado. Um dia, durante as gravações, ele contou que havia sofrido um ataque cardíaco. Já estava recuperado, mas a partir daí ficou muito difícil conseguir trabalho. As pessoas tinham medo de que ele fosse vítima de outro ataque cardíaco no meio da filmagem. E isso se transformou em um grande problema para ele. Eu gostaria que fôssemos suficientemente evoluídos para saber que – não importa em que campo de trabalho – as pessoas que passaram por uma cirurgia cardíaca podem continuar a viver felizes, saudáveis e produtivas.

Quando você se submete a uma cirurgia cardiovascular, ganha uma cicatriz que começa na junção das duas clavículas e se estende até um ponto logo acima da "boca do estômago", na parte da frente do corpo. Considerei: "Puxa, com uma cicatriz assim, não vou poder usar nem blusa de abotoar". Então, perguntei aos médicos se podiam fazer uma incisão lateral. Eles concordaram. Uma pequena parte da minha cicatriz está nas costas e passa por baixo do braço direito, indo quase ao meio do peito. Ela é pequena e bem discreta. Eu a quis assim para ter mais opções de roupas em frente às câmeras. Se minha profissão fosse outra, acho que não teria me preocupado com esse detalhe. Mas eu sabia que qualquer hora precisaria colocar um vestido de gala, ou alguém me diria:

"Aqui está seu guarda-roupa" e eu seria obrigada a responder: "Só posso usar blusas de gola rulê".

Eu quebrei o pulso durante a gravação de um filme. Naquela ocasião, lembro-me de ter pedido, na sala de cirurgia, que meu antebraço não ficasse dobrado. E me admirei de ver o quanto aquela sala era pequena em comparação ao que estava acostumada a ver em seriados como *Ben Casey, Dr. Kildare* ou *Plantão Médico.*

Eu pretendia realizar duas proezas. A primeira era ficar atenta, para ver se passaria por alguma experiência fora do corpo durante a operação. A segunda, bem menos espiritualizada, era não mexer no tubo que estaria na minha boca no momento do meu despertar. Como não me recordo de nada relacionado a estar fora do corpo, acho que não vivi essa experiência. Mas consegui me lembrar de não puxar o tubo da boca assim que acordei. Procurei emitir alguns sons para chamar a atenção das enfermeiras e elas retiraram o tubo. A equipe do hospital havia dito a minha mãe que eu deveria acordar às cinco da tarde e ela falou: "É quando as pessoas normalmente despertam?" Como eles afirmaram que sim, ela replicou: "Katie provavelmente acordará entre onze e meia e meio-dia, podem esperar".

Tratamento Intensivo – E uma Ligação da Cher

Ao acordar, percebi que estava tudo bem. Sabia que tinha um coração perfeito e normal pela primeira vez na vida. Prometi a mim mesma que cuidaria dele e de mim. Conseguir passar com sucesso por uma cirurgia e obter nova perspectiva de vida é um sentimento maravilhoso, não importa como nos sintamos fisicamente no momento.

Na UTI ninguém recebe telefonemas. Mas de repente notei que algo inusitado acontecia. Foi bem na hora em que os enfermeiros me colocavam sentada, depois da retirada do tubo. Pensei: "Devo estar tendo alucinações, pois parece que alguém está tentando me entregar um telefone". Imaginei: "Não pode ser". Mesmo assim, estendi a mão e peguei o aparelho. Era a Cher. Provavelmente ela seja a única pessoa do mundo capaz de conseguir falar com alguém em uma UTI!

Eu estava feliz de conversar com ela e isso me distraiu. Ouvi Cher dizer: "Você está ótima! Você está bem. Você conseguiu! Você foi perfeita!" Enquanto isso, dois médicos se posicionaram ao meu lado e, de repente, puxaram o tubo que estava nas minhas costas. Gemi um "ai", mas nem senti tanto assim, pois estava ligada no telefonema. Se tivesse prestado mais atenção ao movimento deles, sei que teria doído muito. Cher demonstrava um grande entusiasmo, e hoje reconheço como foi útil ouvi-la naquele momento. Eu, ainda grogue, e ela fazendo de tudo para que eu entendesse que tudo estava bem.

No dia seguinte, comecei a andar um pouco, mas apenas no quarto. Sentia dores, e não podia me levantar nem me abaixar com naturalidade. Deitar também era difícil. Só no dia seguinte consegui andar um pouco mais – bem devagar – pelo corredor e por todo o caminho em volta da UTI. Fiz todo o trajeto várias vezes, sempre com um suporte de soro fisiológico conectado ao braço. Eu já podia perceber toda a diferença. Algo estranho acontecia comigo, principalmente na maneira como me sentia. Minha cabeça parecia bem mais leve. A operação acontecera na segunda, e eu deveria ir embora no sábado, mas decidi deixar o hospital um dia antes. Fui para minha casa no Alabama. Os amigos chegaram e fizeram caminhadas comigo. No começo, só trechos curtos e leves. Mas aos poucos me preparei para caminhadas mais longas. Eu estava realmente comprometida com a decisão de ficar em forma.

Embora meu corpo estivesse em processo de cura, passei por uma estranha experiência difícil de entender. Há um famoso período no qual as pessoas que se recuperam de cirurgia do coração ficam deprimidas. Os médicos já sabem e acompanham todo o evento – sim, *é* um evento. Para mim, ele começou alguns dias depois da cirurgia e só terminou dois ou três meses depois. Acontecia de eu estar falando com alguém e, de repente, do nada, começar a chorar. Então, eu pedia licença e saía da sala até me acalmar. Logo esse descontrole começou a acontecer durante as reuniões de negócios para tratar de um filme que eu estava co-produzindo. Sem outra alternativa, eu me limitava a dizer: "Isso não é nada, é só conseqüência da minha cirurgia do coração. Vamos continuar com a reunião, por favor". E, enquanto as lágrimas rolavam pelo meu rosto, eu insistia: "Não prestem atenção em mim". Com a repetição da cena, as pessoas acabaram se acostumando, embora fossem situações muito estranhas. Procurei prestar mais atenção às pessoas com quem estava falando, e tentei evitar encontros naquelas horas do dia em que tinha mais propensão a chorar.

Quando estou fazendo um filme, sempre tento dormir o mais que posso e tiro sonecas durante o dia. Digo a mim mesma: "Estou cansada". E procuro mimar a mim mesma. Isso não quer dizer que eu trabalhe apenas 12 horas por dia e fim, embora, no contrato dos dois primeiros filmes após a cirurgia, eu tenha definido apenas um número específico de horas por dia. Na verdade não tenho medo, nem nunca tive, de trabalhar duro – você faz o que é preciso fazer. Mas acontece que hoje em dia os produtores estão ganhando cada vez mais e dividindo cada vez menos com as pessoas que os ajudam a enriquecer. Depois de passar pela cirurgia do coração, aprendi a não me estressar mais com os negócios. Consigo rir de tudo. Sei onde estão minhas prioridades.

É uma triste verdade que uma em cada duas mulheres morra de ataque cardíaco, derrame ou doença cardiovascular, e que ainda assim apenas uma em cada dez saiba disso. Problemas cardíacos não são exclusividade masculina. Por isso, encorajo todas as mulheres a fazer uma consulta especial com seu médico, quando chegam aos 45 ou 50 anos. É nessa faixa etária que os executivos são submetidos rotineiramente a testes ergométricos, para saberem como anda a saúde de seu coração. Acredito que a mulher deve exigir o mesmo cuidado preventivo e dizer ao médico: "Trate-me como se eu fosse um CEO de 55 anos com mulher e filhos. Submeta meu coração a todos os testes que você aplicaria em um homem".

Pense nisso: você sempre lê sobre homens que têm ataques cardíacos. Mas nunca lê sobre uma mulher que teve um. Creio que as mulheres ainda têm vergonha de ficar doentes. Estou certa de que algumas até escondem o fato de que tiveram um ataque cardíaco e sobreviveram a ele. Por quê? Não sei – talvez temam perder o emprego ou parecer vulneráveis para os amigos e para a família. Felizmente, as pessoas estão se tornando mais abertas quanto a discutir esses assuntos, e espero que a tendência continue. É especialmente importante que as mulheres com problemas cardíacos compartilhem com outras mulheres suas experiências e conhecimentos, para que todos possamos aprender com isso. Estar informado pode salvar vidas.

Hoje, quando meu filho e eu fazemos nossas orações juntos, sempre pedimos para continuar seguros e saudáveis. Sabemos que, se estivermos seguros e saudáveis, estaremos bem. Guardo sempre comigo uma citação de Goethe: "Seja ousado, e forças poderosas irão em seu auxílio". Pacientes de problemas do coração devem se lembrar dessas palavras, porque elas funcionam.

> ## DE TODO CORAÇÃO
>
> - *Embora a depressão seja comum após a cirurgia cardíaca, há atitudes que você pode tomar para diminuir seu impacto. Muitas pessoas relatam que as aulas de reabilitação cardíaca do hospital melhoram seu ânimo, já que os outros participantes oferecem apoio e encorajamento. O exercício físico também é um amplificador do ânimo natural. E não tenha medo de dizer a seu médico como está se sentindo – se for apropriado, ele pode prescrever medicações antidepressivas para ajudar durante o período de recuperação.*
> - *Após a cirurgia, quatro a seis semanas são necessárias para que os primeiros sinais de melhora sejam percebidos. Tenha paciência. Seu corpo ficará curado. Ele precisa apenas de tempo!*

SINTOMAS DIFERENTES, MAS A MESMA DOENÇA

O assassino número um das mulheres é: _____ (dica: câncer de mama não é a resposta).

São as doenças cardiovasculares, embora você nunca viesse a saber disso pelas revistas femininas e propagandas de serviços públicos. Enquanto outras doenças parecem conseguir melhor divulgação, é a doença cardíaca que mata de maneira silenciosa centenas de milhares de mulheres todos os anos.

Parte da tragédia causada pela falta de divulgação é que muitas mulheres não estão cientes de que, nelas, os sintomas da doença cardíaca podem ser bem diferentes dos observados nos homens. Isso pode ser particularmente fatal em caso de ataque cardíaco. Por exemplo: o padrão de dor no peito, sentido durante um ataque cardíaco, é diferente nas mulheres. Em muitos casos, as mulheres sentem dor de angina no lado esquerdo ou direito, e não no meio do peito, que é onde o homem normalmente sente. Além disso, as mulheres têm mais probabilidade de sentir falta de ar durante um ataque cardíaco. E, nessa hora, algumas vezes reagem de maneira diferente quando recebem um comprimido de nitroglicerina. Na mulher, o comprimido pode agir mais rápido ou pode acontecer de não funcionar de jeito nenhum. Os médicos e o pessoal de pronto-socorro precisam estar cientes dessas diferenças.

Os testes usados para diagnosticar a doença cardíaca também podem ter complicações quando aplicados em mulheres. Os eletrocardiogramas, por exemplo, freqüentemente mostram resultados falsamente positivos em mulheres que se exercitam. Então, um teste ergométrico precisa ser interpretado de maneira diferente no caso de uma mulher ou de um homem. E exames como a cintigrafia miocárdica, que usam radioisótopos, muitas vezes parecem positivos quando aplicados em mulheres. Isso ocorre porque os radioisótopos são atenuados pelo seio, que está exatamente sobre o coração, podendo produzir alterações que sugerem obstrucões arteriais.

Infelizmente, todos os estudos iniciais sobre a doença cardíaca foram feitos em homens, pois os médicos acreditavam que as mulheres corriam riscos menores, por conta da proteção do estrogênio. Sabemos agora que, quando os níveis de estrogênio das mulheres caem, após a menopausa, o risco aumenta.

As mulheres precisam informar a seus médicos que querem fazer da saúde do coração uma prioridade. Recomendo que peçam conselhos a eles em relação ao que podem fazer para prevenir as doenças cardiovasculares. Se um médico hesita ou trata o problema como irrelevante para a mulher, ela deve procurar outro.

— GERALD POHOST, *médico, chefe da divisão de medicina cardiovascular da* University of Southern California, *Los Angeles.*

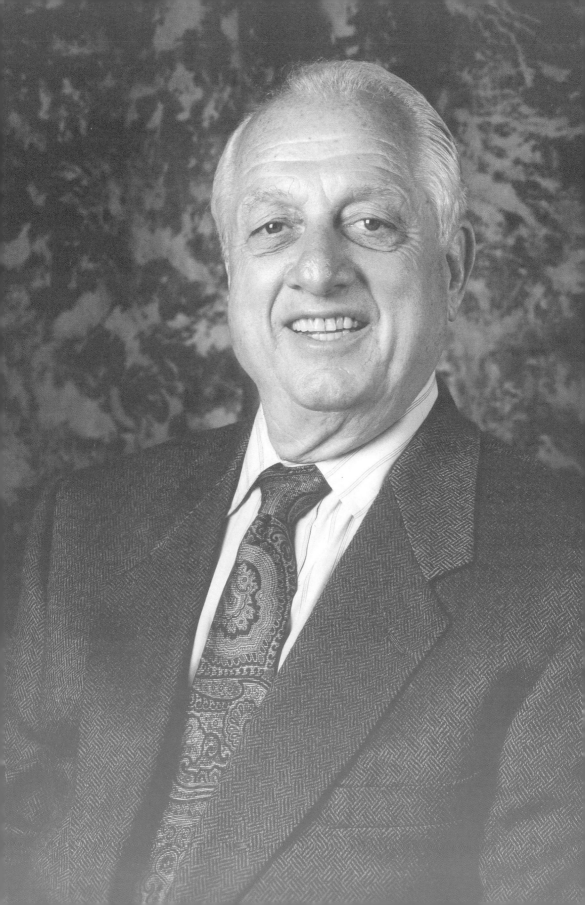

TOMMY LASORDA

*Hoje, o título oficial de Tommy Lasorda é
Vice-Presidente de Entusiasmo dos Los Angeles
Dodgers. Antes, ele gerenciou o time por 20 anos,
levando os Dodgers a conquistar alguns
campeonatos mundiais, quatro bandeiras da Liga
Nacional e seis cabeças de divisão. Em 1997, foi
designado para o Hall da Fama do Beisebol. Duas
semanas depois, aposentou-se do cargo e daquela
familiar camiseta de jérsei nº 2. Assim que deixou
a gerência do time, os Dodgers renomearam a
estrada que leva a Vero Beach, na Flórida, centro
de treinamento de primavera. Ela passou a se
chamar alameda Tommy Lasorda.*

"Há pessoas demais andando nas ruas deste país que não querem fazer um check-up *porque têm medo de encontrar algo errado. Mas conhecimento é poder, e* check-ups *podem salvar sua vida."*

Aconteceu certa noite, em 1997, quando eu era mestre-de-cerimônias do *Cedars Sinai Sports Spectacular*. Foi logo depois de um jogo. Mike Piazza fez um *home run* no final do último tempo e vencemos por 2 a 1. Eu me sentia ótimo. Seguimos para o evento e perguntei a minha mulher, Jô: "Está quente aqui?" Ela respondeu que não e eu retruquei: "Bem, mas parece quente". Nós nos sentamos à mesa e, quando chegou a hora, subi ao palco e fiz o que tinha de fazer.

No final da noite, enquanto voltávamos para casa, de repente meu estômago começou a doer. E continuou assim, até chegarmos. Jô disse que ia telefonar para o médico, mas argumentei que não precisava, que eu me sentiria melhor de manhã. Mesmo assim ela ligou e falou que meu estômago estava me incomodando. Ele recomendou que eu tomasse um pouco de Mylanta. Como não tínhamos esse remédio em casa, ela foi comprar e eu o tomei.

Eu estava de folga no dia seguinte. Era segunda-feira e meu compromisso se resumia a falar durante um jantar *black-tie* em um hospital à noite. Sendo assim, liguei para o médico do time do Dodgers, dr. Michael Melman, e lhe contei os sintomas. Ele me recomendou fazer alguns testes no Hospital Centinela. Depois, já com os resultados em mãos, dr. Melman me pediu para passar por lá à noite. Tentei evitar o encontro, explicando que tinha um compromisso sério, mas ele não quis saber dessa conversa. "Você quer que eu ligue para Peter O'Malley (o dono do Dodgers)?" – ameaçou. Foi assim que concordei, relutantemente, em passar à noite no hospital.

Ele examinou meu estômago. Enquanto me apalpava, comentei: "Sabe, ontem suei muito". Ele me olhou e não disse nada. Mandou chamar o dr. Anthony Reid, um cardiologista. Em poucos minutos fizeram um eletrocardiograma e um exame de sangue. Então, após algum tempo, o dr. Reid falou: "Tommy, você teve um ataque cardíaco".

"Um ataque cardíaco?" – repeti. "Eu tive dor de estômago. Sou eu quem provoca ataques cardíacos, e não o contrário!"

Imediatamente fui submetido a uma angioplastia. Na época, o time estava na estrada, e imaginei: "Bem, agora que superei a dificuldade, vou voltar e continuar meu trabalho de gerente". Doce ilusão. Logo o dr. Reid entrou no meu quarto e me assustou: "Olha, há 40% de chances de que isso vá acontecer de novo, e você terá de voltar aqui".

"Quarenta por cento?" – perguntei espantado. Eu não queria passar por tudo aquilo de novo.

"Você Encontrou Sua Resposta"

Alguns dias depois, deixei o hospital. Todos já sabiam do acontecido. Recebi ligações de todos os lugares e do mundo todo, mas minha mente estava realmente determinada a voltar para o jogo.

OS SINTOMAS DO ATAQUE CARDÍACO

Embora os sintomas do ataque cardíaco possam variar de pessoa para pessoa, além de se apresentar de maneiras diferentes em mulheres e homens, há quatro sinais básicos que indicam se você está tendo um ataque cardíaco. Se você sentir um mal-estar no peito, acompanhado de um ou mais dos outros três sintomas, ligue para a emergência imediatamente.

Mal-estar no peito. Descrito freqüentemente como uma sensação de pressão ou aperto, o mal-estar pode durar apenas alguns minutos ou pode sumir e depois voltar. Isso é angina. Normalmente ela não é tão intensa quanto "o Ataque Cardíaco de Hollywood". Na verdade algumas vítimas dizem que não sentem nenhum peso no peito; apenas se sentem como se tivessem comido demais.

Dor. Você pode sentir dor em um braço ou em ambos ou algumas vezes pode até mesmo senti-la no pescoço e/ou na mandíbula. Muitos pacientes dizem que se sentem como se estivessem com indigestão. Outros sentem dor nas costas.

Náusea. Esse sintoma comum pode ser acompanhado por uma sensação súbita de tontura ou suor incomum.

Falta de fôlego. Fica difícil respirar, mesmo quando você não está ativo fisicamente.

Decidi que conversaria com Peter O'Malley sobre retomar o trabalho. No meio dessas reflexões, dirigi-me ao pequeno declive que leva ao estádio de beisebol, e de repente me senti muito cansado. Pensei: "Como vou conseguir gerenciar um clube de beisebol até as duas da tarde, participar da partida, executar tudo que é preciso depois do jogo e só chegar em casa perto da meia-noite, se me sinto tão cansado?"

Sem outra alternativa, fui ao escritório de Peter, e é claro que ele queria saber qual era minha decisão quanto a voltar ao trabalho. Antes de responder, pedi um tempo: "Você se importa se Jô e eu formos dar uma volta por um momento?"

Ele me disse para ir em frente. Assim que saímos do escritório de Peter, eu quis saber: "O que você acha?"

Jô me respondeu: "Tommy, ninguém pode ajudá-lo a tomar essa decisão. Você é quem vai resolver se quer continuar ou não".

Depois de alguns segundos em silêncio, resolvi assumir o que sentia: "Você quer saber? Algo está me dizendo para não voltar ao trabalho".

"Bem, creio que você encontrou a resposta" – ela completou.

Eu já havia conversado com o cardiologista sobre me aposentar. Ele argumentou que a decisão teria de ser minha, mas que precisava levar em conta o fato de que o trabalho representava para mim um compromisso de 24 horas por dia. Então, embora tivesse apenas um pequeno ataque cardíaco, e meu prognóstico fosse excelente, minha ocupação e minha agenda eram bem cansativas. Ele me disse que seria pesado continuar a fazer tudo do jeito que eu fazia. Sei o que ele tentava me dizer. E tudo fazia sentido, pois sempre tomei as decisões que precisavam ser tomadas.

Depois de minha conversa com Jô, voltei ao escritório e expliquei a Peter: "Simplesmente creio que não posso voltar e fazer as coisas do jeito que sempre fiz. Você sabe como eu sou".

E quer saber o que ele me disse? "Estou feliz em ouvir isso de você. Então, vou lhe contar algo: você agora é vice-presidente deste clube de beisebol." Aquilo me espantou. Eu nunca esperei nada assim.

Considerando o fato de eu ter administrado meu time por duas décadas, parece surpreendente que eu tenha sido capaz de tomar a decisão de me aposentar tão rapidamente. Mas percebi que não podia voltar lá e ser eu mesmo. Se eu fosse o tipo de pessoa que fica no banco e não se mexe, provavelmente poderia continuar no serviço. Mas eu não paro: levanto-me, saio e berro com os árbitros e os jogadores. Esse é o meu estilo.

Honestamente, não queria acabar como alguns dos meus colegas. Pensei em Don Drysdale, que anunciava jogos para nós em 1992. Em julho daquele ano, estávamos em Montreal, e depois do jogo, no elevador do hotel, eu disse a ele: "Vamos nos encontrar no café da manhã". Ele concordou. Por isso, logo cedo, liguei para ele. Ele nunca apareceu para o café da manhã. Nunca mais voltou ao estádio. Lembro-me de ter dito para minha secretária: "É melhor você checar o quarto de Don". Tiveram de arrombar a porta. Ele estava morto – foi um ataque cardíaco. Tinha 55 anos.

Também pensei no meu técnico, Don McMahon, morrendo em meus braços no campo. Foi durante uma prática de rebatimento, em julho de 1987. Ele estava arremessando, e eu trabalhava no escritório. Quando cheguei ao campo, vi meu amigo deitado perto do banco. Eu o segurei, enquanto esperávamos a ambulância. Eu tentava animá-lo: "Não morra, não morra, agüente firme, Don". Mas ele morreu ali. Tinha 57 anos. Foi ataque cardíaco também.

Quando chegou a hora de encarar os fatos, considerei: "Quero ver minha neta se formar na faculdade. É isso. Tudo tem de chegar a um fim. Todas as grandes coisas têm de chegar a um fim". E então, quando o médico afirmou que eu tinha 40% de chances de passar por outra cirurgia, o fato apenas tornou minha decisão ainda mais fácil. Creio que fiz a escolha certa. Foi em 1996. Tenho 75 anos agora, ao escrever este texto.

Isso não quer dizer, no entanto, que não precisei voltar ao hospital. O dr. Reid tinha razão. Cerca de três meses mais tarde, eu estava de volta. Andava pela cidade de Nova York (minha visita era só para acompanhar um evento). A pressão no peito veio do nada. Eu podia sentir que algo dentro de mim não ia bem, mas não fiz nada, até voltar para casa. Lembro-me de que foi uma sensação diferente da anterior. Fui ver o dr. Reid e ele internou-me de novo no hospital para outra angioplastia. Desde então, sinto-me ótimo, mas me preocupo. Sou como um desses carros que acabam de sair da funilaria. Parecem ótimos por fora, mas ninguém sabe o que acontece debaixo do capô.

A Decisão de Não Viver Como Antes

Antes do ataque cardíaco, eu costumava devorar o que não estivesse preso ao chão. Comia de tudo, mesmo tarde da noite. Qualquer coisa. Viajando muito, sempre em fusos horários diferentes, comecei a prestar mais atenção ao estômago do que ao relógio. Costumava comer bastante massa, muitos ovos e sanduíches. Adorava entrar em uma loja de conveniência. Gostava muito de pedir

DE TODO CORAÇÃO

- *Participe ativamente de sua saúde. Submeta-se a exames regulares com seu médico, para ficar de olho nos níveis de pressão sanguínea e colesterol. Estar informado é uma das melhores defesas contra a doença cardíaca.*
- *Saber o que fazer, no caso de um ataque cardíaco, poupa tempo e aumenta de maneira significativa as chances de você se recuperar completamente. Esteja familiarizado com os sinais de alerta. Explique para sua família a importância de chamar uma ambulância, em vez de ir para o pronto-socorro em carro próprio. E mantenha na carteira uma lista dos medicamentos que você está tomando, e também dos que é alérgico.*

hambúrguer por telefone. E também comia todo tipo de fritura. Mas, depois do ataque cardíaco, tudo isso mudou.

Ainda assim, admito que, quando saio da dieta, me sinto tão culpado quanto todo mundo. Quando você deixa o hospital, sente-se bem e começa a viver do mesmo jeito que antes. É o que estou tentando *não* fazer agora. Meu objetivo inclui perder alguns quilos e comer direito. Eu nunca me preocupava com a alimentação. Da mesma forma, nunca imaginei que teria um ataque cardíaco. Pensava que, quando alguém enfrenta essa situação, fica com dores e outros incômodos. Eu estava completamente errado.

Depois do meu ataque cardíaco, passei a ser o porta-voz da Associação Americana do Coração. Viajei pelo país tentando convencer as pessoas de que é necessário fazer um rigoroso exame geral. Acredito que você precisa aprender sobre seu estado de saúde, pois, antes que algo não dê certo, é melhor examinar e tratar eventuais problemas. Há muitas pessoas andando por aí que nem pensam em fazer um exame completo porque têm medo de descobrir algo errado. Mas conhecimento é poder. E exames regulares podem salvar sua vida. Muita gente ouviu minha voz. Certa vez, uma senhora ligou para o meu escritório. Contou que me ouviu dizer que suar sem motivo aparente é um sinal de ataque cardíaco iminente. Quando isso aconteceu com seu marido, ela chamou uma ambulância, embora ele não parasse de afirmar: "Eu estou bem, foi só algo que comi". Bem, uma hora mais tarde, ele passava por uma cirurgia de revascularização miocárdica. Hoje está vivo, o que me deixa orgulhoso e feliz.

Observações do Médico:
NO PRONTO-SOCORRO COM TOMMY LASORDA

ANTHONY REID, médico do Instituto do Coração Tommy Lasorda, no Hospital Centinela, em Inglewood, Califórnia.

A maioria das pessoas pensa que um ataque cardíaco se manifesta de maneira forte e inconfundível. É verdade que para muita gente a sensação é como ter um elefante sentado no peito. Mas muitas vezes ela é mais sutil, e creio que foi o caso de Tommy Lasorda. Um sujeito durão como ele sempre assume uma atitude de "agüentar o tranco". Certamente, no entanto, sintomas de náusea, sensação de calor e suor são sintomas clássicos de ataque cardíaco. Às vezes são tudo que você sente, em especial nos casos que envolvem a artéria coronária direita, como foi o de Tommy.

Sintomas de ataque cardíaco podem variar amplamente. Para algumas pessoas, chegam tão fortes que elas não conseguem se mover ou perdem a consciência. Infelizmente, um terço de todas as vítimas de ataques cardíacos morre de maneira súbita. Convém considerar, entretanto, que certas ocorrências se manifestam de forma menos convincente, acompanhadas de sintomas mais sutis. Tommy pensou que era apenas uma indisposição do estômago. Isso acontece com inúmeros pacientes com problemas cardíacos. Náusea ou indisposição no estômago, sem dor no peito, não é uma apresentação incomum ou atípica para mim.

Quando Tommy chegou ao hospital, fizemos um eletrocardiograma, como parte da avaliação de rotina. O teste mostrou um resultado anormal e os exames de sangue confirmaram o ataque cardíaco. Também fizemos um cateterismo cardíaco, ou seja, um estudo de diagnóstico no qual você coloca um cateter no coração e examina as três artérias coronárias. O eletrocardiograma já havia indicado que o problema estava em uma das artérias, na parede interna. Expliquei a Tommy que precisávamos fazer o cateterismo para definir se havia apenas uma área com obstruções, e também para determinar o risco de outros ataques cardíacos. Agendamos um cateterismo para o dia seguinte.

Tommy recebeu um grupo de remédios para limitar o tamanho do dano ao músculo cardíaco, decorrente do ataque que tivera. Isso é conseguido pela redução da carga de trabalho que o coração está desempenhando. Também demos a ele uma aspirina, para diluir seu sangue. O cateterismo leva cerca de uma hora para ser concluído. Tommy estava acordado, o que foi ótimo, pois gostamos de mostrar ao paciente o que está acontecendo. Há um monitor ao lado da mesa que deixa ver os vasos sanguíneos obstruídos. No caso de Tommy, havia apenas uma área significativa – um pequeno vaso sanguíneo, a porção final da artéria coronária direita. Um estreitamento significativo do interior da artéria, naquele ponto, resultava em uma redução do fluxo sanguíneo coronário. As outras duas artérias estavam bem, e o músculo cardíaco se apresentava em bom estado. Recomendei uma angioplastia, para que pudéssemos abrir o vaso sanguíneo. Ele entendeu e foi receptivo. Então, prosseguimos com o trabalho.

Sempre que possível, nossa abordagem consiste em realizar a angioplastia imediatamente após a detecção de uma obstrução arterial no cateterismo. Há situações, no entanto, que exigem outros procedimentos. Por exemplo: se existe uma lesão na artéria coronária (uma mudança na sua estrutura, causada pelo acúmulo de gorduras ou de cálcio), é melhor recorrer a um tratamento com remédio durante algumas horas antes da angioplastia. Mas, sempre que possível, nossa preferência é fazer a angioplastia imediatamente. Esse costuma ser também o desejo do paciente, para resolver tudo logo e ficar livre do problema o quanto antes.

Sempre temos um cirurgião a postos, quando fazemos uma angioplastia, pois em 5% das vezes não somos bem-sucedidos. Durante o exame, um paciente pode, por exemplo, precisar de uma cirurgia de revascularização miocárdica de urgência. Então, alertamos todo o hospital e deixamos nosso equipamento pronto. Foi assim no caso de Tommy, e felizmente correu tudo bem.

Lembro-me de que, durante a angioplastia, Tommy perguntou se seu sangue era azul porque ele "sangra o azul do Dodgers". Respondi: "Sim, Tommy, deve ser por isso". Não contei a ele que cresci em Cincinnati e que temos um ódio histórico do Dodgers – porque nunca conseguimos vencê-lo. Só muito mais tarde confessei meu sentimento a ele. Mesmo assim, Tommy me quer bem.

Na segunda vez em que vi Tommy, ele me contou sobre a sensação de pressão no peito, enquanto andava em Nova York. Eu estava ciente de que ele não tivera um segundo ataque cardíaco, mas experimentara um segundo episódio de angina. Disse-lhe então que faríamos mais exames. Os resultados determinaram que sua artéria coronária direita outra vez se apresentava parcialmente obstruída. Tommy havia sido avisado dessa possibilidade. Assim, fizemos uma segunda angioplastia. Hoje, Tommy está bem. ∎

Angioplastia – Curso Básico

Em 2000, mais de um milhão de angioplastias foram realizadas nos Estados Unidos. Esse procedimento abre artérias bloqueadas e permite que o sangue flua para o coração, salvando muitas pessoas de um ataque cardíaco.

As angioplastias são realizadas apenas em hospitais com unidades de cirurgia cardíaca, já que em cerca de 5% dos casos o procedimento não é bem-sucedido, sendo necessária uma cirurgia cardíaca. De acordo com especialistas do Centro do Coração da Clínica Cleveland, aqui está o que você pode esperar, se o médico lhe disser que precisa de uma angioplastia:

- Depois de dar um remédio para relaxar e sedar você, o médico adormece um local na sua virilha ou no braço, com anestesia local. Em seguida, insere uma bainha (tubo fino de plástico) na artéria (normalmente na artéria femoral, na virilha ou na artéria braquial na parte interna do cotovelo). Um tubo longo, estreito e oco, chamado cateter, é introduzido na artéria e guiado pelos vasos sanguíneos, até as artérias do coração.
- Um material de contraste é injetado por meio do cateter. Usando a radioscopia (que emprega raios X contínuos) o médico observa os vasos sanguíneos, válvulas e câmaras do coração em uma tela de televisão. Assim, as obstruções arteriais ficam evidentes.
- Se necessário, sua pressão sanguínea e os batimentos cardíacos serão regulados por um medicamento administrado por meio do soro injetado no braço. Você permanecerá acordado durante todo o procedimento, que normalmente leva de uma hora e

meia a duas horas e meia para ser completado. A preparação e o período de recuperação demandam um pouco mais de tempo.

◆ Ao encontrar a área de obstrução de uma artéria, o médico usa uma de quatro técnicas possíveis:

Angioplastia com balão: o cateter é colocado onde o bloqueio de placa começa, e um balão, no final do cateter, é aberto, comprimindo a placa contra a parede da artéria. O sangue, agora, pode fluir pela artéria novamente.

Stent: depois que a artéria é aberta com um balão, coloca-se um *stent*, para manter a artéria aberta. Trata-se de um tubo de fina tela metálica, que permanece ali, para fornecer suporte, dentro da artéria coronária.

Aterectomia: um cateter, com uma ponta especial em forma de diamante, é usado para raspar a gordura e a placa das paredes da artéria. Isso permite ao sangue voltar a fluir pela artéria.

Rotoblation: instrumento semelhante a uma broca, o *rotoblation* perfura a placa e desobstrui a artéria.

◆ Depois que o cateter e a bainha são removidos, um pequeno tampão é colocado no local da punção arterial, para parar o sangramento. Você precisa permanecer deitado, de barriga para cima, mantendo a perna ou o braço reto, de acordo com as determinações do médico. Um ponto ou vedação é usado para fechar a ferida ou uma pressão será aplicada por algum tempo.

Depois de deixar o hospital, tenha em mente as seguintes considerações:

◆ Embora seja normal que você fique um pouco machucado, ligue para o médico se houver algum inchaço, dor ou sangramento anormais no lugar onde o cateter foi inserido.

- Seu médico deve instruir você sobre como cuidar da ferida. No entanto, convém ficar atento também para sinais de infecção, tal como aumento da vermelhidão, febre, calor ou drenagem no lugar da ferida.

- Depois da angioplastia, cerca de 30% a 40% dos pacientes passam por uma repetição do bloqueio das artérias (restenose) nos primeiros seis meses. Esse número cai para 15% a 20% quando um *stent* é implantado, e cai ainda mais se for um *stent* com medicação (para impedir a placa de grudar na parede da artéria). É importante ligar para seu médico, se perceber um retorno dos sintomas, tal como angina ou desconforto no peito, excessiva falta de fôlego ou intolerância às atividades. Se a restenose ocorrer, será necessária uma intervenção adicional.

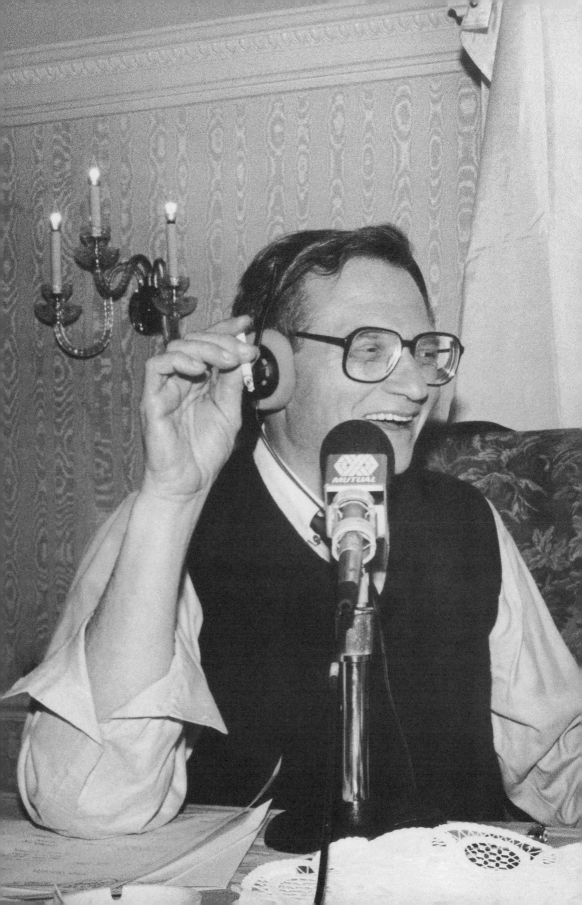

PARTE DOIS

O Diagnóstico

*"Você precisa fazer as coisas
que pensa que não consegue."*
— Eleanor Roosevelt

Minha estada no hospital durou cinco dias. Foi realizado um teste ergométrico, no qual eu andava sobre uma esteira, ligado a monitores, para que os médicos pudessem medir a resposta do meu coração ao esforço físico. Não levou muito tempo para decidirem que eu precisava de outro cateterismo. O resultado revelou que eu tinha uma artéria bloqueada em 90% e duas outras com problemas. Eu estava pior do que há alguns anos, quando percebera que algo não ia bem.

Isso significava que tínhamos de enfrentar o próximo passo: a angioplastia. No dia seguinte, um cateter foi novamente inserido em uma artéria de minha virilha e enviado para a área do bloqueio. Ele não removeu nada, apenas alargou a artéria com um balão, empurrando a placa obstrutiva contra a parede da artéria, aumentando o fluxo de sangue.

A essa altura, a mídia já havia divulgado que eu estava me recuperando de um ataque cardíaco. O hospital começou a receber ligações, flores e presentes de telespectadores e ouvintes de todo o país. Frank Sinatra mandou uma enorme cesta de flores com um bilhete que dizia: "O que você precisar. Frank". Raymond Burr mandou orquídeas. O dono do restaurante Duke Zeibert, de Washington, D. C., enviou um bolo de queijo – mas, por razões óbvias, o hospital não permitiu que ele fosse além da recepção, muito menos que chegasse a meu quarto. Meu agente, Bob Woolf, voou de Boston para ficar um tempo comigo e me oferecer encorajamento. Bob havia passado por uma cirurgia de revascularização miocárdica e me disse calmamente que o tratamento do coração avançara muito e que eu tinha sorte, pois os profissionais daquele hospital eram os mais competentes com quem eu podia contar. Não, isso não fez com que eu me sentisse melhor. Eu estava completamente em choque.

Herb Cohen, meu amigo de infância no Brooklyn, veio direto do aeroporto, depois de um de seus seminários de negociação. Quando você se depara com um futuro incerto, convém passar um tempo falando sobre o passado. É assim que uma pessoa pode descobrir onde está. Então conversamos sobre crescer na Bayshore Avenue e sobre as pessoas que conhecemos na Lafayette High School. Mas, quando as pessoas iam embora, nos momentos em que ficava totalmente desperto, eu me pegava pensando de novo: "Não posso acreditar que acabei de ter um ataque cardíaco. Isso só acontece com os outros". A lógica do "não vai acontecer comigo" é comum e – da perspectiva da experiência – ridícula. Mas essa é uma compreensão que você só conquista quando faz um retrospecto de sua vida.

Uma tarde, depois do horário de visita, dois personagens apareceram na porta do meu quarto. Era Martin Sheen e o ativista dos sem-teto Mitch Snyder. Sheen estava na cidade fazendo pesquisas para um filme sobre a vida de Snyder. (Mitch comparecia ao meu programa de rádio sempre que as notícias se referiam ao aumento do número de sem-tetos. Ele era uma dor de cabeça constante para qualquer membro do Congresso que tentasse cortar fundos federais para alojar desabrigados.) Falamos sobre dezenas de assuntos e me senti muito bem ao deixar de lado, por um tempo, as questões do coração. Mas, como era inevitável, Sheen me contou sobre o ataque cardíaco que teve aos 36 anos, enquanto filmava *Apocalypse Now* nas Filipinas. Chegou até a receber a extrema-unção. Assim, de repente, eu não me sentia mais tão sozinho. Gostei quando, na despedida, Sheen tirou um cristal do bolso e o colocou na minha mão. Disse que aquela energia me traria sorte. Segurei o cristal de quartzo transparente pelo resto da noite. Na verdade não senti nenhuma energia, mas com certeza foi bom ter algo, além dos meus pensamentos, para atrair minha atenção. Ele permanece comigo até hoje.

Quando saí do hospital, Tammy me levou de volta ao meu apartamento com vista para o rio Potomac e para a zona portuária de Washington D. C. No caminho, enfiei a mão no bolso e encontrei o maço de cigarros que havia levado comigo seis dias atrás. Abaixei o vidro da janela do carro e o joguei na calçada. Sim, sei que essa atitude é condenável e teria pago, de bom grado, a multa de 200 dólares, se tivesse sido pego. Meus dias de fumante haviam acabado. Desde então, não senti mais o desejo de acender um cigarro – seja depois do jantar, seja depois do sexo, seja durante a leitura, e principalmente enquanto estiver sendo levado para o hospital! Algumas pessoas se submetem ao hipnotismo, outras freqüentam grupos de auto-ajuda. E o que aconteceu comigo? Tive um ataque cardíaco que me levou a parar de fumar. Não houve sintomas de abstinência. Mas não recomendo esse método radical a ninguém.

Bob Woolf arranjou para que eu fosse a Miami recepcionar convidados em alguns jogos de beisebol. O treinamento de primavera seguia a mil, e eu estava ansioso para ver outros uniformes que não os médicos e enfermeiras. No avião para Miami, sentei com o candidato presidencial de 1968, Eugene McCarthy, e com o ex-secretário de Estado Al Haig (sim, era um esforço bipartidário). Um passageiro entrou, olhou para nós três e disse: "Droga, se esse avião cair, meu nome não vai aparecer no primeiro parágrafo". Haig se aproximou de mim e disse que havia lido sobre meu ataque cardíaco e que eu podia ser um candidato a uma cirurgia de revascularização. Afirmou que já passara pelo procedimento e foi rápido em assegurar que era moleza. Não prestei muita atenção, pois esse tipo de cirurgia é algo que sempre acontece com as outras pessoas (sim, eu sei o que você está pensando). Cheguei à Flórida concentrado em duas coisas: (1) se o Baltimore Orioles melhoraria seus arremessos e (2) qual era o hospital mais próximo de Fountainbleau, onde eu ficaria hospedado.

Meses depois de deixar o hospital, ainda dormia com as luzes acesas e sempre sabia a distância que me separava do pronto-socorro – não importa em que cidade estivesse. Depois de tudo que passei, Miami era o lugar perfeito para me reorganizar. E, embora estivesse claro que os Orioles não conseguiriam grandes resultados naquela temporada, eu estava pronto para o trabalho. Na verdade, meu primeiro programa de rádio teve como convidados os cardiologistas dr. Levy e dr. Katz e passamos algumas horas falando sobre ataques cardíacos. Creio que foi um programa terapêutico para mim. Com todas as linhas de telefone piscando e tantas perguntas chegando para os médicos, de repente percebi que minha situação era comum a várias pessoas, e entendi que o estilo de vida tem um grande peso. Sem levar em conta a predisposição genética para a doença cardíaca, você pode ter um bom controle sobre ela.

Parei de comer coisas como costeletas de vitela, bifes e fettucini para saladas com peru e atum. Comecei a andar. E, provavelmente o melhor de tudo, não comecei a fazer discursos sobre como os outros devem levar a vida. Quem disse isto estava certo: "Se é para ser, depende de você".

Certa manhã, no entanto, no final do verão, durante minha caminhada matutina pela ponte Key, que cruza o Potomac da Virgínia até Georgetown, percebi que estava sem fôlego. Era um daqueles dias nebulosos, quentes e úmidos de Washington, D. C. Pensei que devia ser por isso, mais o fato de que estivera respirando a fumaça de todos os carros presos em um dos engarrafamentos mais famosos de Georgetown. Sim, sempre há uma razão para que algo não seja o que realmente é. A falta de fôlego começou a acontecer com mais freqüência (alguns dias depois, ela realmente me pegou quando eu caminhava pelo aeroporto de São Francisco, onde não havia nada de nebuloso, nem de quente e úmido). Então, decidi que era hora de uma nova visita ao dr. Katz.

Fiz um teste ergométrico enquanto estava ligado a uma máquina de eletrocardiograma, no mesmo hospital onde passara seis noites alguns meses antes. Depois de 90 segundos, o dr. Katz disse: "Bem, sr. King, já está bom". Pensei: "Nossa, essas máquinas estão ficando cada vez mais rápidas para dar resultados". Atravessamos a rua, fomos para seu consultório, e então ouvi a palavra que ele não havia usado desde aquela manhã de fevereiro, quando nos encontramos pela primeira vez: "preocupação". O dr. Katz disse que estava "preocupado" porque o teste de estresse tinha dado "positivo". Eu achava que era uma boa coisa. Não era. Ele me advertiu que o bloqueio havia retornado, o que fazia de mim um excelente candidato a uma cirurgia de revascularização miocárdica. Meus registros médicos foram enviados ao dr. Blumenthal, em Nova York, para uma segunda opinião. Depois de algumas semanas, ele me ligou dizendo que concordava com o dr. Katz.

Expliquei ao dr. Blumenthal que estava negociando um contrato com a CNN, que em breve faria a turnê do lançamento de um livro, que minha carreira começava a decolar de verdade, que minha agenda registrava palestras pelo país todo, por muito dinheiro, e...

"Larry – ele me interrompeu – você tem de fazer essa cirurgia, e não precisa ser amanhã, mas ela não pode esperar até o verão."

Como no momento em que me disseram, no pronto-socorro, que eu tivera um ataque cardíaco, percebi, de novo, que as coisas eram de um jeito bem diferente do meu ponto de vista. Havia chegado a hora de parar com as desculpas e, novamente, segurar o tranco – embora eu não soubesse onde estava me metendo.

"Quem devo escolher para me operar?" – perguntei.

Dr. Blumenthal nem hesitou: "O dr. Wayne Isom. Ele é quem eu escolheria para operar meu pai". Com essa recomendação, não tive dúvidas.

Dentro de poucas semanas, foi marcada a data: 1º de dezembro. Eu vivia aterrorizado. E, durante esse tempo, alimentei um pensamento recorrente: talvez eles encontrassem a cura para o meu mal, antes de eu fazer a cirurgia. Veja a que uma pessoa pode se agarrar para se manter firme.

Um dia antes de ir a Nova York para "a grande abertura", como todos começaram a chamar o evento, precisei ficar no estúdio da rádio para gravar alguns comentários que iriam ao ar durante minha recuperação. Lembro-me que saí com meu produtor de rádio para um almoço rápido. Parei em frente a uma pizzaria e fiquei namorando as ofertas de queijo duplo.

"Larry, você não pode" – ele me alertou.

"Pense bem – argumentei – a essa altura dos acontecimentos, qual a diferença?"

Resumindo a história, almoçamos pizza de queijo naquele dia.

À noite, Bill Cosby compareceu ao meu programa de televisão, e Art Buchwald ao meu programa de rádio. Conduzi as duas entrevistas, mas não consegui estar presente. Minhas perguntas saíam de forma automática e eu não prestava muita atenção às respostas. Creio que isso aconteceu porque eu ouvia mais os meus medos do que as conversas.

Art brincou que havia sido submetido a uma cirurgia de revascularização miocárdica e que o fato não teve nenhuma repercussão. "Mas no caso de Larry King – exagerou – trata-se de uma grande notícia. Se você faz cirurgia com implante de duas pontes, ninguém liga. Se você coloca três pontes, os amigos lhe dão três minutos de atenção. Se você recebe quatro pontes, os colegas de trabalho podem agüentá-lo por, no máximo, dois minutos. Pessoas comuns precisam de cinco pontes miocárdicas para que alguém se interesse pelo caso." Ele disse que a minha cirurgia não era grande coisa e que jantaríamos juntos assim que eu me recuperasse.

Devo ter ouvido a frase "não é grande coisa" pelo menos 793 vezes, e sempre tive a mesma resposta: eles vão abrir meu peito, ligar os vasos sanguíneos mais essenciais a uma máquina, vão parar meu coração, tirar uma veia da minha perna e colocar no meu coração, botar meu coração em funcionamento de novo (espero), desligar a máquina e me fechar. Deixe-me reconhecer: isso é uma "grande coisa".

Jon Miller, que na época era a voz do Baltimore Orioles (agora é visto na cobertura de beisebol da ESPN), se ofereceu para me levar de carro até Manhattan. Passamos as quatro horas da viagem conversando sobre possíveis trocas para cada time da Liga Americana, antes de discutir as trocas na Liga Nacional. Eu simplesmente não queria mais falar sobre coração. Estava frio e chuvoso lá fora, e, por dentro, eu me sentia assim também. Jon me deixou no *New York Hospital* e fui levado para uma sala no 18º andar, com vista para o leste. A relações-públicas do hospital comentou que aquele mesmo quarto havia hospedado o ex-soberano do Irã, quando foi tratado de uma doença cardíaca. No momento em que ela saía, quis fazer uma pergunta, mas de repente ficou claro que eu era a única pessoa ali. "O xá?" – perguntei para ninguém. "Ele não morreu?"

Logo depois, Bob Woolf chegou e passamos algum tempo falando sobre o que eu faria quando saísse dali. Ele praticamente determinou: "Larry, daqui a seis dias você estará furioso como o diabo, por conta de algum time de beisebol que fez um negócio ruim". Não levei a sério nenhuma palavra que ele disse.

No começo da noite, entrou um sujeito vestindo jeans azul, botas e chapéu de caubói. "Larry King?" – perguntou. Reclinado na cama, olhei para ele imaginando que queria um autógrafo para sua mãe (é sempre a mãe que quer um autógrafo). "Sim" – respondi.

Ele me estendeu a mão enorme. "Wayne Isom. Vai dar tudo certo, sr. King!" Eu sabia que o dr. Isom era um dos melhores cirurgiões de revascularização miocárdica do país, e muito respeitado por cardiologistas do mundo todo. Mas eu o imaginava baixinho e careca, sem senso de humor, vestindo sempre camisa branca e terno escuro, com o pescoço apertado por uma gravata. Se pudesse escolher, gostaria que o dr. Wayne Isom preservasse o hábito de ler vorazmente, todos os dias, o *Periódico de Cirurgia de Revascularização Miocárdica* antes do café da manhã, e que nunca tivesse ido a um jogo do Yankees. Vamos apenas dizer que o sujeito parado ao pé da minha cama apenas não correspondia ao produto da minha imaginação. Ele era muito comunicativo, tinha um sotaque texano, e estava sorrindo. Eu não conseguia parar de pensar: "Ai, ai, o que é que eu faço agora?"

O dr. Isom puxou uma cadeira e começou a explicar o que aconteceria nos próximos dias. Eu passaria por um cateterismo cardíaco. Na noite anterior, receberia um tranqüilizante. Na manhã seguinte, bem cedo, seria levado para a sala de operação e acordaria à noite com um tubo na boca. Sugeriu, para antes da cirurgia, um suculento jantar, tendo como prato principal costeletas de cordeiro ou filé mignon com salada de frutas, pois essa seria minha última refeição boa. Tudo que ouvi foi "última refeição". Eu estava apavorado e permaneci assim até chegar à sala de operação na manhã de quinta-feira. Para dormir, me deram algo depois da minha "última refeição". (Comi o delicioso filé. Mas, verdade seja dita, podia ter sido até sucrilhos com leite. O pavor se apodera também do paladar.) A pílula funcionou, mas não acordei completamente descansado. A mente parece ter mente própria. Só sei que, quando abri os olhos naquela manhã ameaçadora, ouvi a voz suave de uma enfermeira: "Bom dia, sr. King".

Logo depois, fui barbeado. Eles barbeiam tudo. E fiquei deitado lá, como se estivesse no piloto automático. Eu não pensava em nada. Sabia o que aconteceria em algumas horas, e aceitava totalmente o fato de que, droga, eles não haviam encontrado a cura para o meu mal durante a noite. Agora, para usar as palavras de Bob Fosse no seu filme de 1987, *O Show Deve Continuar*, era a "hora do show". Estou feliz de, naquela hora, não ter pensado de maneira clara o suficiente para perceber que o filme é baseado no fato de Fosse trabalhar demais, fumar, beber demais e ter um ataque cardíaco.

A única coisa que me lembro de ter feito, antes de entrar na sala de operação, foi responder a uma pergunta: "Quem é seu médico?" Com a mente clara e com uma voz que também achei clara, disse: "Isom". Essa rotina é para garantir que o paciente certo está sendo encaminhado para o procedimento certo, embora um bracelete e uma tabuleta indiquem a cirurgia a ser feita. Depois dessas últimas palavras, saí do ar.

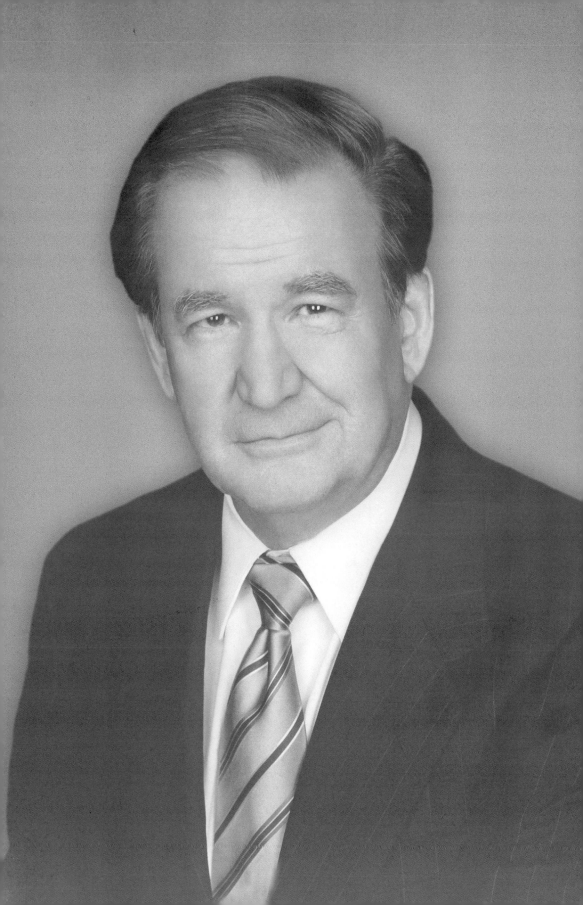

PAT BUCHANAN

Junto com Tom Braden, Pat costumava apresentar um programa de entrevistas no rádio, que foi a base para o Crossfire, *da CNN. Pat defende os interesses da direita todas as noites, há quase 17 anos. E, além de ser colunista de destaque em jornais de todo o país, conselheiro sênior para três presidentes (Nixon, Ford e Reagan), autor de sete livros sobre política pública, e três vezes candidato presidencial, Pat sempre ficou à vontade durante um debate. Ele sente as palavras. Em 1991, no entanto, começou a sentir algo diferente – um coração em dificuldades. E, pelo menos uma vez na sua vida, não houve debate: ele teria de resolver aquilo.*

"Faça logo a cirurgia e resolva tudo de vez. Depois, siga novamente seu caminho. Tenha uma atitude positiva e logo você ficará mais forte."

Quando completei 42 anos, disseram-me, durante um exame físico de rotina, que eu tinha um murmúrio no coração. Eu não me sentia cansado ou qualquer coisa do tipo, mas certamente apresentava um vazamento na válvula aórtica do coração. Fui monitorado no *Washington Hospital Center*, onde usaram uma máquina de ecodopplercardiograma, que mostra a transmissão simultânea, em cores, do fluxo sanguíneo entrando e saindo do coração.

Enquanto meu médico, dr. Maurice Sislen, e eu observávamos tudo aquilo pelo monitor, ele me mostrava que o sangue fluía de volta ao coração por causa da válvula cardíaca com defeito. Nunca me esqueço de estar ali, deitado, ouvindo aquele som como se fossem ondas quebrando. Era o sangue saindo e entrando do coração e eu refletindo sobre minha mortalidade, enquanto o dr. Sislen explicava que eu devia ter substituído aquela válvula cinco anos antes.

Mesmo com a advertência do dr. Sislen, fui capaz de esperar mais dez anos, antes de me decidir pela cirurgia. E então comecei a ter problemas quanto à data da operação. No outono de 1991, eu já havia decidido concorrer contra o presidente George H. W. Bush. Na mesma época, os médicos me avisaram que eu só tinha um ano antes que a operação se tornasse absolutamente obrigatória. Anunciei que concorreria com Bush, e fomos muito bem em New Hampshire.

Nunca deixei de pensar que a cirurgia era realmente necessária. Principalmente quando comecei a ter sintomas que passaram a me incomodar. Em 1991, durante uma entrevista à PBS, no *American Interests*, tive uma súbita sensação abrasadora e cortante bem no centro do peito. Durou quase todo o tempo do programa. Primeiro pensei que era um ataque cardíaco, mas, como o debate estava afiado e intenso e a dor acabou cedendo, convenci-me de que era o resultado natural da adrenalina. Até que aconteceu de novo durante uma entrevista no *Nightline*. Achei que devia estar nervoso. Então pensei: "Espera aí, eu participo de debates há muito tempo. O que está acontecendo comigo? Estou ficando velho? Não consigo mais agüentar o tranco?" Comecei a ter dificuldade para dormir sobre o lado esquerdo. O coração batia tão pesado, que eu podia sentir sua pulsação. Eu não conseguia ficar confortável. E isso era bem complicado em New Hampshire, pois tínhamos uma campanha em andamento. Ainda assim, saía para correr quase todos os dias e voltava renovado, relaxado e desperto.

Em 15 de abril – depois das primárias de New Hampshire e Geórgia – perguntei ao dr. Sislen se podia adiar a cirurgia para depois das primárias da Califórnia, que seria em 2 de junho, porque eu havia prometido que estaria lá. Ele me respondeu: "Sim, mas... você não pode ir até novembro sem a cirurgia".

Eu sabia que não conseguiria derrotar George Bush, mas queria manter a promessa de ir à Califórnia. Agora, analisando com o devido distanciamento, percebo que a necessidade da cirurgia da válvula cardíaca estava cobrando seu preço. Quando fui ao *Washington Times* conversar com a equipe editorial, um repórter observou que toda a luta havia se esvaído de mim. Era verdade. Eu saía para correr todos os dias, mas cancelava eventos de campanha programados para a noite. Preferia jantar e dormir.

Não contei a ninguém sobre meu problema de coração. Pretendia resolvê-lo na hora oportuna, por exemplo, ao receber a nomeação. Acontece que ninguém nunca me perguntou nada. Se algum repórter me indagasse a respeito de uma possível cirurgia cardíaca marcada para o próximo ano, eu teria dito a verdade. Mas as pessoas se limitavam a perguntar: "Como está sua saúde?" E eu respondia: "Bem, corro três quilômetros por dia" e coisas do tipo. Não prestavam muita atenção em mim, pois ninguém achava que eu ia ganhar. Assim, a campanha continuou e acabamos decidindo a data da cirurgia. Toda vez que eu voltava a Washington, D. C., ia ao *Washington Hospital Center* e doava sangue para a futura cirurgia.

O Serviço Secreto sabia de tudo. Uma escolta policial sempre me levava ao hospital. Eu tirava o sangue e ele ficava reservado para mim sob o nome de John Doe, ou seja, João Ninguém. Minha intenção era usar o nome Schuyler Colfax, do fundador do Partido Republicano, mas a enfermeira responsável achou melhor manter John Doe. Eu vivia preocupado com a possibilidade de alguém achar meu nome em alguma unidade de banco de sangue e passar a informação para a imprensa. Mas as enfermeiras estavam sob juramento e não podiam revelar esse segredo. Depois de cada doação, eu comia alguns biscoitos, bebia um suco para restaurar as energias e ia para casa. Meu peso, na época, oscilava em torno de 72 quilos. Minhas fotos mostravam um senhor com aparência de 70 anos, quando na verdade eu tinha 52.

Fiz a campanha na Califórnia, depois voei para New Hampshire e me despedi de todos que me ajudaram a ir tão bem. Apesar dos comentários sobre não termos chance em New Hampshire, obtive um belo segundo lugar com 37% dos votos do Partido Republicano, contra 51% de Bush.

Do Rastro da Campanha ao Quarto de Hospital

Com o término da campanha, finalmente fui capaz de me concentrar em minha saúde. Encarei a cirurgia desta forma: várias coisas não estão sob controle, então ainda é necessário fazer perguntas. Liguei para meu irmão, Buck, que é médico, e lhe disse: "Olha, Shelley quer que eu faça uma avaliação cirúrgica em Houston, Birmingham ou Cleveland. O que você acha? Meu médico diz que o melhor lugar é o *Washington Hospital Center*, aqui em Washington, D. C.".

Meu irmão respondeu: "Você tem dois lugares famosos em D. C. – o *Hospital Center* e o *Fairfax Hospital*. É como estar no *all star game* e ter de escolher entre dois jogadores extraordinários. Você prefere DiMaggio ou Williams como rebatedor?"

Seu conselho, aliado ao fato de que aqui é minha casa, onde me sinto confortável, selou minha decisão de realizar a cirurgia em Washington.

Cheguei ao hospital na noite de quarta-feira. Na quinta, fiz todos aqueles testes, e os médicos e enfermeiras vieram me explicar seus papéis. Deixaram comigo alguns panfletos e um vídeo, que deixei de lado. Eles são bons nisso e sabem o que estão fazendo. É claro que eu não preciso ler sobre o que o mecânico vai fazer no meu carro, desde que ele volte a funcionar.

O dr. Jorge Garcia foi recomendado como o médico ideal para o trabalho. Ele realizou uma cirurgia cardíaca em John Whittaker, que trabalhou comigo na Casa Branca durante o governo Nixon e, mais tarde, se tornou subsecretário do interior. O presidente Nixon conhecia o dr. Garcia também e certa vez conversamos sobre ele. Sei que o dr. Garcia se aproximou de mim e disse: "Vou lhe contar sobre sua cirurgia". E depois de uma explicação sucinta, finalizou: "97% dos pacientes levam uma vida normal depois da operação".

DOAÇÕES DE SANGUE E RECUPERAÇÃO DE CÉLULAS

Pacientes submetidos a cirurgia de revascularização miocárdica ou de substituição da válvula cardíaca, freqüentemente precisam de uma transfusão para substituir o sangue perdido durante a operação. Por vários anos, os pacientes recebiam sangue de doadores ou estocavam o próprio sangue (um processo conhecido como doação autóloga pré-operatória) antes da cirurgia. O sangue doado tem uma validade máxima de 42 dias. Depois desse período, as células vermelhas começam a se romper, tornando o sangue inutilizável.

Há vários benefícios decorrentes da doação do próprio sangue antes da cirurgia. Alguns pacientes hesitam em aceitar sangue de outros doadores, com medo de que possa estar contaminado com vírus de hepatite B, hepatite C ou mesmo HIV, apesar de que os fornecedores de sangue nos Estados Unidos tomam todas as precauções para garantir o máximo de segurança. Além disso, seu próprio sangue, armazenado, tem uma compatibilidade perfeita com você.

Existe agora um forte movimento a favor da recuperação de células, procedimento que utiliza o sangue que seria perdido

---

Considerando meu jeito de ser, pensei em perguntar: "Bem, e quanto aos outros 3%? O que eles fazem?" Mas me contive.

Fui submetido a um cateterismo cardíaco, procedimento no qual um fio é inserido em uma grande artéria localizada na área da virilha, com o fim de passar por todas as artérias do coração para

durante a cirurgia. Com essa técnica, o sangue é sugado da incisão, durante a operação, filtrado e centrifugado, para que as células vermelhas sejam separadas de contaminantes como coágulos, tecidos e outras substâncias. Em seguida, o sangue é lavado com uma solução salina e devolvido ao paciente. Em geral, quando a recuperação de células é utilizada, a doação pré-operatória não é necessária.

As concentrações de células vermelhas em pacientes que usam o próprio sangue são monitoradas antes da cirurgia, para garantir que a contagem de células vermelhas seja adequada. O sangue de um homem adulto é composto normalmente de 42% a 54% de células vermelhas. O de uma mulher adulta é de 38% a 44%. Um homem é considerado anêmico quando sua contagem de células vermelhas é menor que 39%. Uma mulher é considerada anêmica quando sua contagem é menor que 36%. Quando os pacientes estão anêmicos, correm um risco maior de precisar de uma transfusão de sangue, pois o processo de recuperação das células é menos eficiente. Por essa razão, tais pacientes devem ter sua anemia avaliada e tratada antes da cirurgia.

> — JONATHAN WATERS, médico, diretor de serviços de auto-transfusão da *Cleveland Clinic Foundation*.

ver se elas estão entupidas e precisam ser revascularizadas. O dr. Garcia explicou desta forma a necessidade de um cateterismo: "Se vamos viajar aí dentro, melhor fazer o serviço direito". Felizmente, as artérias estavam limpinhas. Para um leigo, o cateterismo soa como um procedimento apavorante e doloroso. Embora não seja nenhum piquenique, é relativamente indolor. Eu diria que o alívio de saber que as artérias estavam limpas superou qualquer desconforto que experimentei durante os 45 minutos do procedimento.

Na noite anterior à cirurgia, recebi uma ligação do vice-presidente Dan Quayle, que, depois de se solidarizar comigo, disse ter planejado um excelente discurso para Indianápolis, sobre os valores da família. Também fui visitado por um padre filipino, católico carismático, que me deu a sagrada comunhão.

Por fim, fiquei sozinho. Tinha pensado o tempo todo sobre aquele momento. A cirurgia pairava sobre mim e eu sabia que ela estava chegando cada vez mais perto. Conversei comigo mesmo: "Certo, vou ter de enfrentar essa situação. Sei que vai mudar minha vida, vai me baquear terrivelmente e vou levar um bom tempo para me recuperar, mas tem de ser feito". Minha atitude era bem positiva. Sou pessimista quanto ao mundo, mas otimista em relação a mim mesmo. A civilização ocidental está indo de mal a pior, mas eu estou ótimo. Você entra no hospital e diz para si mesmo: "97% estarão bem após a cirurgia e eu sou mais um deles".

Na manhã seguinte, eles me conduziram à sala de cirurgia. Enquanto ainda estava na maca, trouxeram outro paciente. Ele me reconheceu. Enquanto aguardávamos, ambos deitados ali, sozinhos, dei uma olhada para o meu vizinho e brinquei: "Acho que vou na frente". Ele riu.

Recebi uma válvula St. Jude, que é um dispositivo mecânico. Ao contrário das válvulas porcinas*, ela dura para sempre, mas também significa que tenho de aceitar um tratamento anticoagulante para o resto da vida.

---

* As válvulas cardíacas podem ser feitas de material biológico, derivado de tecidos retirados de porcos ou bois, e devidamente processados para implantação no coração humano. (N. do R.T.)

Ao acordar, a primeira coisa que percebi foi que estava com uma máscara. Podia ouvir as vozes de minha esposa Shelley e de minha irmã Bay. A sensação de que eu estava à beira de morrer sufocado me sufocava. Tentei respirar e percebi que havia algo na minha garganta – o tubo do respirador artificial. Minha mente procurou me tranqüilizar: "Relaxe, deixe esse tubo aí, ele está ajudando você a respirar". Ao mesmo tempo, meu instinto me dizia para arrancar aquela coisa da garganta, para não morrer sufocado. O máximo que pude fazer foi apertar a mão de Shelley, para que ela soubesse que eu podia ouvi-la. Havia tubos saindo da minha garganta, do nariz, do tornozelo, do braço, do pulso, do estômago e, é claro, da minha bexiga. Eu me sentia realmente muito mal.

Fiquei o dia todo ali deitado, adormecendo, acordando, adormecendo de novo. As enfermeiras sempre davam uma olhada e perguntavam se eu precisava de outra dose de morfina. A resposta era sempre "sim". À meia-noite, uma equipe chegou para retirar o tubo de respiração. Acenei um "o.k.". A partir daí, passei a viver o pior momento de todos. O acúmulo de fluidos nos meus pulmões era enorme. Por isso, quando o tubo foi retirado, senti como se minhas entranhas estivessem passando pela garganta e que eu morreria sufocado, antes que aquilo saísse pela boca. A expulsão de todo o fluido dos pulmões, forçando a caixa torácica que agora tinha uma ferida operatória e estava ligada a uma porção de fios, foi bem dolorosa.

Logo cedo, na manhã de sábado, fui levado do setor de recuperação cirúrgica para a unidade de terapia intensiva pós-operatória. Passei o dia deitado, com dor, às vezes dormindo, por um breve momento lendo uma história do *Washington Post* sobre o sucesso da minha operação. Fiquei feliz de não ter tentado aprender sobre a operação por meio dos materiais de leitura e vídeo que me foram entregues antes da cirurgia. A história do jornal descreveu em detalhes como meu coração havia sido parado e como minha circulação fora realizada por uma máquina, enquanto a válvula com defeito era substituída durante um procedimento que levara quatro horas. Não, muito obrigado.

No dia seguinte, tive de soprar em um aparelho a cada duas horas que registrava a força dos pulmões. E as tentativas viraram um problema. Apesar dos meus esforços, os resultados não eram bons. Os médicos encontraram acúmulo de secreção pulmonar formando rolhas na base dos pulmões e ficaram preocupados com a possibilidade de pneumonia. Então, trouxeram uma enfermeira especializada, que bateu nas minhas costas com as mãos abertas, próximo dos rins, para dissolver o fluido. Sugar Ray Leonard, o melhor boxeador dos anos 80, não teria feito melhor. Depois do segundo "espancamento", resolvi soprar no aparelho com mais vigor, até obter um registro satisfatório. Assim que consegui, as pancadas pararam.

A Caminho da Recuperação

A cada dia, conforme mais tubos eram removidos, eu começava a sentir que poderia funcionar de novo por mim mesmo. Telefonemas e cartões não paravam de chegar: do presidente Bush e de sua esposa, do presidente Reagan, do presidente Nixon. Havia buquês e arranjos de flores suficientes para satisfazer os Corleones no velório do Poderoso Chefão. Ganhei até um recado simpático de Newt Gingrich, que havia atacado minha campanha porque eu apoiava um candidato que concorria com ele na Primária da Geórgia (Herman Clark).

Logo fui capaz de caminhar com as próprias pernas, até o final do corredor, para uma aula de reabilitação cardíaca a que todos os pacientes são convidados depois da cirurgia. Na sala, escolhi um lugar no meio do pequeno semicírculo formado por mais ou menos uma dúzia de pacientes. Logo chegou uma senhora com sotaque francês, passou um filme e depois começou a nos instruir a respeito de uma nova forma de conduzir nossas vidas.

Enfatizou que andar era essencial. Que devíamos começar com caminhadas longas e lentas e então, a cada dia, percorrer maiores distâncias. Fumar era proibido, assim como consumir determinados alimentos. Ela começou a listar o que podíamos e o que não podíamos mais comer. Depois de ouvi-la falar uns 10 minutos sobre dieta, levantei a mão e perguntei: "Eu não passei por uma cirurgia de revascularização miocárdica. Substituí uma válvula do coração. Preciso permanecer aqui?" Como a resposta foi não, pedi licença e me retirei. A breve sessão me tocou profundamente. Pessoas que não se conheciam falavam de maneira prosaica sobre questões de vida e morte e sobre o que era importante para elas. (Um homem que conserta telhados estava lá para sua segunda cirurgia de revascularização miocárdica e queria passar mais tempo com os netos, depois de ser liberado.)

Quando voltei para casa, passei várias tardes dormindo. Eu me levantava, fazia algo, sentia sono e então me deitava por algumas horas. Isso prosseguiu por algumas semanas. Era uma rotina. E, embora estivesse ciente de que dormia um bocado, via aquilo como uma rotina necessária. A cada dia me sentia mais forte, mas também sabia que continuava em recuperação. Levou um tempo – mais do que eu imaginava –, mas tudo voltou ao normal. Creio que é importante, para qualquer pessoa na mesma situação, procurar ser paciente e não voltar correndo para o trabalho nem enfrentar uma agenda cheia.

Dois meses e duas semanas após a cirurgia, aceitei a oferta do presidente Bush de freqüentar o clube de campo de sua família, em Houston. (A Convenção Republicana de 1992 foi em Houston, e me pediram para fazer um discurso de apoio ao candidato e a sua plataforma, na primeira noite.) No clube havia uma trilha de 1.600 metros e eu ia lá todos os dias, acompanhado das pessoas que trabalharam comigo na campanha. No começo, só caminhava. Depois, andava e corria. Só no sexto dia finalmente fui capaz de correr toda a trilha. Quando saí do chuveiro, depois daquela corrida, deparei com Neal, filho de Bush, e lhe disse: "Oi, Neal, como vai?" Ele não respondeu. Apenas olhou para a cicatriz que percorria todo o meu peito. Parecia um zíper. E eu pude ver o choque em seu rosto.

Mudança de Perspectiva

Baseado em minha experiência, eu aconselharia você a se exercitar e a ficar na melhor forma possível antes da operação, porque ela será um grande baque. Assim, dê a si mesmo uma vantagem indo para a cirurgia no melhor estado físico que puder. (Quando penso nisso, sinto que não devia ter esperado até junho. Naquela época, eu já estava pesando 80 quilos. Devia ter feito a operação no outono.)

Recomendo que você vá para a cirurgia assim que começar a ter os sintomas – dificuldade para dormir, desconforto, dores. Faça logo a cirurgia e resolva tudo de vez. Depois, siga novamente seu caminho. Tenha uma atitude positiva e logo você ficará mais forte.

Mesmo assim haverá recaídas em termos de se sentir mais fraco e sem energia. Há ocasiões em que você está indo bem e de repente chega um transtorno. Descobri que agora choro com mais facilidade. Fiquei surpreso com isso. Sempre pensei que tinha o

DE TODO CORAÇÃO

- *Não adie a cirurgia cardíaca. Você se recuperará mais rapidamente se estiver forte no momento da operação. Realizar logo a cirurgia lhe permite fazer mudanças no seu estilo de vida com vistas a um futuro ainda mais saudável.*
- *Você está ocupado demais para se exercitar? Tente aumentar o número de passos que dá a cada dia. Por exemplo: em vez de estacionar na vaga mais próxima, pare um pouco mais longe e registre alguns passos extras. Use as escadas, em vez do elevador. E, se trabalhar em escritório, caminhe até a mesa de seus colegas de trabalho para conversar cara a cara, em vez de enviar e-mails a eles.*

problema dos irlandeses, de chorar no final dos filmes, mas ficou bem pior depois da cirurgia. Creio que é algum efeito psicossomático. Você se sente tocado por sentimentos e histórias, e fica emotivo com fatos que não causavam essa reação. Não é que você comece a chorar. É mais uma sensação de emoção. Você engasga com coisas nas quais não teria pensado duas vezes, antes da cirurgia.

Em todo caso, deixando de lado a cirurgia, estou ficando mais velho e talvez a idade tenha mudado minha atitude. Penso em ler e escrever livros. As campanhas terminaram e não vou concorrer de novo. Não tenho mais a antiga ambição nem a mesma garra. À medida que você fica mais velho, algumas questões deixam de ser realmente importantes. Percebi isso nos programas de televisão que apresento. Eu rio mais e não levo o partidarismo tão a sério.

Antes da cirurgia, talvez eu fosse um editorialista ou um cronista melhor, em termos de paixão e engajamento. Era interessado em questões mais amplas. Mas, depois de passar por todas essas experiências, acho apenas natural que minhas prioridades tenham mudado. É preciso muito mais para me deixar agitado e irritado hoje em dia.

Ironicamente, minha operação aconteceu na mesma semana em que Jesse Helms, o senador republicano da Carolina do Norte, fez cirurgia de revascularização miocárdica, e o reverendo Donald Wildman, do Centro de Recursos da Família, passou por uma cirurgia cardíaca. Então liguei para Helms, enquanto ele estava em casa se recuperando, e disse: "Não me diga que não há uma conspiração..."

∾

As Observações do Médico:
SUBSTITUIÇÃO DA VÁLVULA DO CORAÇÃO

MAURICE SISLEN, médico, professor clínico associado ao Departamento de Medicina do *George Washington University Medical Center*, em Washington, D. C.

Chegou um momento em que o ventrículo esquerdo de Pat Buchanan não podia fazer uma compensação adequada, pois precisava bombear o sangue duas vezes. Por causa de uma válvula com defeito, parte do sangue era bombeada para fora e refluía para o interior do coração, tendo de ser bombeada de novo. Isso representava um trabalho extra para o músculo e o tornava menos eficiente.

Embora tenha havido várias mudanças no modelo das válvulas artificiais, ainda hoje os médicos usam o mesmo tipo que foi utilizado na cirurgia de Pat, realizando basicamente os mesmos procedimentos. Na época, o nível tecnológico já era bem avançado e Pat recebeu uma válvula mecânica, em vez de uma de porco, por causa de sua expectativa de vida longa. Uma válvula de porco só é indicada para pessoas mais velhas e pacientes que não queiram fazer uso de nenhuma medicação anticoagulante.

A válvula mecânica de Pat funciona de forma semelhante à original perfeita, com exceção de ser mais passível de infecções. Além disso, com o passar do tempo, as válvulas mecânicas também podem sofrer desgastes, necessitando de substituição. Pat usa medicamentos anticoagulantes e toma antibióticos esporadicamente, pois está sujeito a complicações infecciosas. Em alguns casos, existe a possibilidade de caírem bactérias em sua corrente sanguínea, devido a procedimentos como tratamentos dentários, por exemplo. Na maioria dos indivíduos, as bactérias não têm a menor importância, mas em pacientes com válvula mecânica há o risco de infecção, já que elas podem se fixar nela, que não há resistência a bactérias. Portanto, Pat, ou outros como ele, precisa tomar antibiótico mais ou menos uma hora antes de qualquer tratamento dentário. Ainda assim, é uma inconveniência relativamente pequena, dada a alta qualidade de vida desfrutada pela maioria dos pacientes com válvulas cardíacas artificiais. ■

Quatro Coisas Que Você Deve Saber Sobre "O Tubo"

Embora muitos pacientes temam o tubo de respiração usado durante e imediatamente após a cirurgia cardíaca, saber mais sobre ele pode ajudar a reduzir esse medo e essa ansiedade. O tubo endotraqueal liga o paciente a um ventilador, que respira por ele durante a cirurgia cardíaca e na UTI. Ele é colocado na traquéia (a faringe) e é levado até os pulmões, com o paciente sob anestesia. O tubo tem aproximadamente 30 centímetros e mede de 8 a 9 milímetros de diâmetro para homens adultos, e de 7 a 8 milímetros de diâmetro para mulheres adultas. (Ocasionalmente, um tubo menor pode ser usado para atores, atrizes ou outras pessoas que dependam profissionalmente da voz. No entanto, respirar com um tubo menor pode ser mais difícil, pois a taxa de gás contendo oxigênio diminui.)

Costumo destacar quatro pontos, quando discuto com meus pacientes o que esperar do tubo durante a cirurgia e seu uso na UTI.

1. *Não tenha medo dele*. Quando você acordar, depois da cirurgia, não será capaz de falar. Haverá a sensação de que muita coisa está acontecendo a sua volta, mas isso não deve ser interpretado de forma alguma como um sinal de que há problema. Você acordará por si mesmo. Os agentes químicos que são administrados por um dispositivo intravenoso no seu braço para fazê-lo dormir são relativamente previsíveis, o que significa que durarão por certo período de tempo (normalmente não mais do que quatro a seis horas depois de sua saída da sala de operação).

2. *Não lute contra o ventilador.* Sim, é desconcertante tentar interferir na respiração realizada pelo tubo endotraqueal. Algumas pessoas descrevem a experiência como respirar por um canudo. Elas sentem como se não pudessem respirar fundo, quando na verdade estão respirando normalmente. Além disso, como seu peito foi aberto, respirar fundo pode ser doloroso.

3. *Esteja preparado para mais de um tubo.* Em alguns casos, você também pode ter um tubo nasogástrico (que é colocado no nariz e vai até o estômago). Esse tubo limpa o estômago de ar e de fluidos que se acumulam durante a operação e impedem o acúmulo de gás, enquanto você está no ventilador. Em vez de um tubo nasogástrico, seu médico pode escolher um tubo orogástrico (que vai da boca até o esôfago e até o estômago).

4. *Tente se lembrar de que provavelmente você não respirará pelo tubo por muito tempo.* O tubo normalmente é removido poucas horas depois da chegada à UTI, após a cirurgia. Assim que os médicos estiverem confiantes de que a pressão sanguínea e o batimento cardíaco estão estáveis e que o funcionamento do pulmão é normal, o tubo será removido. Você será capaz de falar, mas receberá uma máscara de oxigênio que fará a transição, antes de você começar a respirar o ar ambiente.

> — JOHN R. COOPER, JR., *médico, chefe associado da anestesiologia cardiovascular do* St. Luke's Episcopal Hospital, Texas Medical Center, *em Houston.*

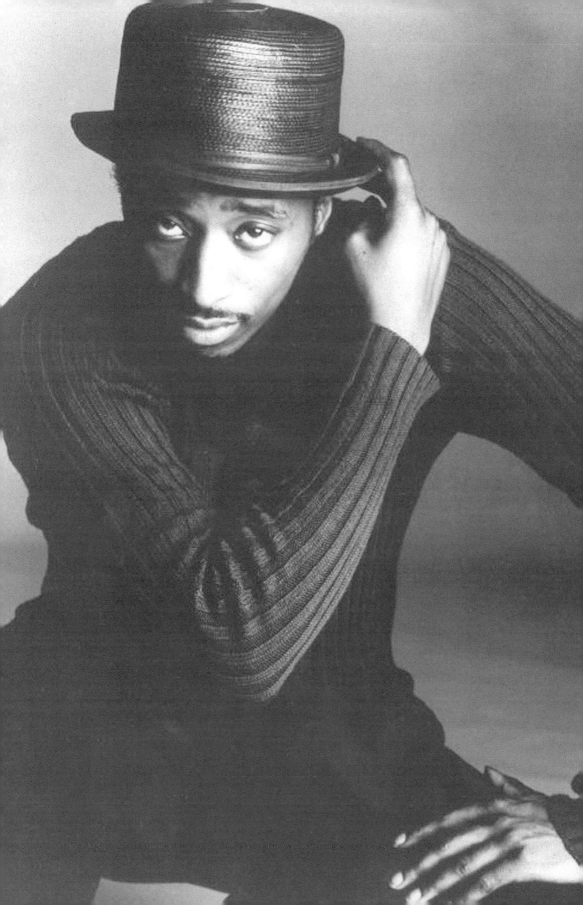

EDDIE GRIFFIN

Eddie fez seu nome trabalhando em comédias de palco, antes de participar de vários filmes populares como DysFunktional Family, Undercover Brother – Com a Cor e a Coragem, *e* Todo Mundo em Pânico 3. *Também interpretou o papel de Sammy Davis Jr. em um* remake *sobre a vida desse cantor e membro da Rat Pack, grupo de artistas que incluía Frank Sinatra e Dean Martin. Mas foi enquanto fazia o programa de televisão da UPN chamado* Malcolm and Eddie, *em 1996, que ele descobriu que seu coração estava com problemas.*

"Se você tomar uma decisão – seja melhorar a saúde seja escolher uma carreira –, você tem de persistir. Sim, é difícil, mas é mesmo uma questão de mente sobre a matéria. Você determina o que acontece em sua vida."

O dia em que tive meu ataque cardíaco começou como qualquer outro. Acordei naquela manhã como de costume, sentindo-me com muita energia, e fui para o estúdio, onde estávamos trabalhando em um episódio de *Malcolm and Eddie*. Filmamos o dia todo, até que finalmente chegamos a algo como a "tomada 16" de uma cena em que eu tinha de dançar uma salsa. Era o final da tarde, pouco depois das cinco horas, e íamos encerrar o episódio logo mais à noite. Mas a realização daquela cena estava levando um tempão porque tínhamos a única mulher latina da Califórnia que não sabia dançar salsa. (Até hoje não sei quem a contratou.) Foi então que comecei a sentir um pequeno formigamento no lado esquerdo, mas não prestei muita atenção a ele, embora estivesse com um pouco de dificuldade para respirar. Aí fizeram uma pausa para o jantar.

Subi para o camarim, comi uns pedaços de bife e percebi que minha língua estava com um gosto bem ácido. Cuspi o bife e pensei: "Talvez eles estejam certos e o bife não faça bem para a saúde". Eu ainda não percebera que estava tendo um ataque cardíaco e sentei ali, por cinco minutos, tentando comer algo.

De repente, senti tudo travado no lado esquerdo, e minha língua parecia balançar fora da boca. Eu tentava respirar. Um de meus amigos olhou para mim e comentou: "Cara, você não parece nada bem". Lembro-me de ter dito a ele: "Talvez você deva *correr* e chamar os paramédicos". Há sempre uma equipe médica no *set* – e fiquei feliz com esse fato. Eles me deram um comprimido de nitroglicerina para colocar debaixo da língua. Isso me ajudou a respirar melhor e funcionou rápido. Então me puseram em uma maca e em seguida na ambulância. Havia uma tela sobre mim que estava piscando e de repente ficou branca. Pensei: "Certo, devo ter morrido".

Na verdade sempre pensei que ia passar por isso e me sair bem. Você sabe quando é hora de ir para sempre. Eu tinha certeza de que tudo ia dar certo. Podia sentir a ambulância virar cada esquina, até que estacionamos no que mais tarde fiquei sabendo que era o Centro Médico Brotman, em Culver City.

Ouvi de um médico no hospital as palavras "ataque cardíaco". E enquanto ele dizia isso, pensei: "Acho que essa parte eu já percebi. Sou eu que estou tendo um ataque aqui. Não foi preciso ser um gênio para você chegar com seu jaleco branco e descobrir tudo!"

Os médicos decidiram que eu precisava de uma angioplastia porque uma artéria importante estava obstruída. E eu continuava dizendo para mim mesmo: "Chega de sanduíches de bacon". Em certo momento, falei para a equipe médica que trabalhava comigo: "Olha, eu já morri uma vez hoje, então, se vocês pisarem na bola, tudo bem, nós apenas vamos estar mortos juntos". Eles acharam engraçado aquilo. Eu estava fazendo piadas. Acredito que você tem de ser um lutador até o fim. Se rolar e se fingir de morto, morrerá.

Mas, se lutar e tentar se manter positivo, creio que isso pode fazer uma diferença. Você pode ajudar a decidir o resultado.

Mais tarde, os médicos me disseram que o estresse faz com que o fígado emita as maiores quantidades possíveis de colesterol. Acredito até hoje que o estresse de fazer *Malcolm and Eddie* quase me matou. Eu estava brigando com a rede de televisão. Estava brigando com os redatores, que eu não achava engraçados, e isso, e aquilo, e mais aquilo outro. Pensava que o que esperavam de mim não fazia sentido. Venho do mundo da comédia de palco e sei o que é engraçado. Eu tentava coisas todas as noites, experimentava um roteiro e via claro como o dia que não era engraçado – e, bem, isso estressa. E então ficava evidente que tudo que eu fazia de verdade era vender sabão e refrigerantes. Depois de um tempo, podia ver que era o que vinha entre os comerciais. É o velho ditado: "Dinheiro não é tudo". Eu sabia disso muito bem, ali, naquele hospital.

Além do estresse do programa, eu fazia uma dieta sem nenhuma qualidade. Comia *soul food,* comida tradicional entre os afro-americanos do Sul, que não é nada além de gordura. Você pega a broa de milho e tem de ter manteiga nela. Você come feijão caupi com carne de porco salgada. Frango frito é sempre gorduroso. Costeletas de porco são sempre gordurosas. Além disso, eu fumava feito uma chaminé – no mínimo dois maços por dia. Era jovem e vivia aquela fase em que nos consideramos invencíveis. Meu ataque cardíaco mudou essa idéia rapidinho.

O Centro da Tempestade

Meus pais estavam no *set* naquele dia em que tive o ataque cardía-co. Foi por isso que passei a maior parte do meu tempo no hospital tentando acalmar minha mãe. Acho que esse tipo de situação é pior para a família do que para o sujeito que está no centro da tempes-tade. Ali até que é calmo, enquanto a sua volta estão parentes e amigos entrando em pânico. Mas chega uma hora em que o silên-cio aparece. Quando as coisas se aquietaram e fiquei sozinho, tudo em que podia pensar era: "Como faço para sair desse hospital?" Le-vantei-me da cama e decidi: "Certo, vocês consertaram meu cora-ção, então deixem-me testá-lo. Eu não quero sair daqui, entrar em um jogo de basquetebol e ter de voltar para cá em seguida". Então, vagueei pelos corredores – até experimentei correr um pouco. Fiz o meu teste. Fui bem e isso significa que os médicos também foram.

Não tive notícias de ninguém do *set*. Imaginei que os produto-res já estavam ao telefone procurando outros comediantes. Mas aí aconteceu uma coisa muito oportuna. Meu irmão veio me dizer: "Vou tirar você daqui pela manhã". Eu realmente tenho implicância com hospitais. Detesto o cheiro, detesto a aparência. Por isso, não via a hora de sair de lá.

A comédia, em um lugar assim, é sempre melhor do que a tí-pica choradeira. "Xi, você não vai morrer, vai?" Ou "Deixe-me can-tar uma canção triste". Não, obrigado. Eu penso que é saudável as pessoas chegarem com senso de humor. Elas têm de aparecer e dizer: "Oh, você ainda não morreu? Bem, eu vou esperar lá fora, então. Mas já que você não está morto, que tal se levantar e arrumar esse quarto um pouco? Faça algo útil enquanto ainda está vivo, está legal?"

Quando voltei ao trabalho, tive a sensação de que ninguém acreditava no meu ataque cardíaco. Sei que eles pensavam: "Esse negão deve ser viciado em crack". Digo isso porque me fizeram várias vezes essa pergunta em entrevistas, desde que voltei. E fiquei ressentido com isso.

Tudo mudou depois do meu ataque cardíaco. E de maneira instantânea. Parei de fumar na marra. Todo mundo me dizia: "Por que você não tenta o adesivo de nicotina?" E eu respondia: "Bem, um cigarro nada mais é do que um ministrador de nicotina e o adesivo nada mais é do que outro meio de ministrá-la. Você está dizendo para eu trocar um método por outro? Você está louco?" Se você não pretende parar, arrume desculpas assim. Preciso admitir que tive algumas recaídas nos cigarros. A última foi há cerca de um ano, não mais.

Bacon tem bom sabor. E uma coisa boa da carne de porco é que ela é bem saborosa. Mas tive de parar com isso na hora. Hoje, minha dieta é composta principalmente de peixes e vegetais – coisas que são boas de verdade para você. Cortei toda a gordura. Se como frango, é sem a pele, porque é ali que toda a gordura está.

Se você tomar uma decisão – seja melhorar a saúde, seja escolher uma carreira –, você tem de persistir. Sim, é difícil, mas é mesmo uma questão de mente sobre a matéria. Você determina o que acontece em sua vida. Felizmente, eu sempre fui automotivado. Quando era um garoto dos conjuntos habitacionais de Kansas City, decidi: "Vou me tornar um comediante famoso". Foi o que fiz. Eu não disse: "Vou conseguir um programa de televisão que odeio fazer". Por isso jurei que ia sair daquele programa, mesmo que isso me matasse – e, bem, creio que quase aconteceu.

Acredito firmemente que, se algo na sua vida está deixando você doente – como um trabalho que odeia ou um relacionamento ruim –, é preciso fazer o possível para mudar essa situação. Estresse e raiva podem afetar de verdade sua saúde.

O medo nunca foi empecilho para mim. Aprendi cedo que você não pode viver com ele. Isso se chama ser esperto. Você precisa ter uma atitude. Precisa olhar de frente para a morte e mandá-la passear.

Vejo meu cardiologista a cada três ou seis meses. Faço o teste da esteira ergométrica e corro por 30 minutos, e ele sempre me estimula: "Bem, você tem o corpo de uma pessoa de 18 anos, então saia daqui". Ele diz que o dano ao meu coração aconteceu por causa do cigarro e do estresse. Pode haver também um fator genético: meu pai faleceu ainda moço, por causa de um ataque cardíaco. Ele tinha 53 anos.

Nunca penso sobre o dia em que tive o ataque cardíaco. Onde eu cresci, vida e morte andavam lado a lado. Todo dia alguém morria, por isso estou bem acostumado com a idéia de morte. Mas no primeiro ano depois daquele susto, qualquer coisa que eu sentia me fazia pegar o telefone e ligar para o médico, pois eu começava a pensar: "O que será isso?" Então o médico me colocava na esteira e repetia: "Bom, como eu já disse, você tem o corpo de um jovem de 18 anos. Saia daqui. A propósito, obrigado pelo cheque". Apesar disso tudo, nunca me senti estúpido por ir ao hospital.

Embora eu pense que você pode fazer mudanças na sua vida para melhorar sua saúde, qualquer que seja sua idade, também creio que é muito importante ensinar os jovens sobre os fatores de risco relativos a doenças do coração. Eu diria a qualquer garoto por aí que ele não precisa ser muçulmano para parar de comer porco. É um veneno. Deixe de lado essa comida oleosa e gordurosa – em especial se você for negro, porque corre um risco maior de contrair doenças do coração. Eu diria também ao garoto para jogar fora o maço de cigarros. Acredite em mim, meu irmão, não vale o risco para a sua saúde.

"Emergência? Creio Que Estou Tendo um Ataque Cardíaco..."

É claro, esperamos que você nunca precise saber o que acontece quando alguém liga para a emergência, depois de sentir dores no peito. Mas, só para que esteja bem informado – no caso de precisar chamar uma ambulância para outra pessoa nessa situação –, aqui está um resumo do que os paramédicos e os médicos de pronto-socorro normalmente fazem:

◆ Ao chegar à casa do paciente, a equipe avalia os sintomas e os sinais vitais (pressão sanguínea, pulso, freqüência respiratória). No caso de a respiração ter parado, muitas equipes realizam entubação endotraqueal (colocam, pela boca, um tubo de respiração que vai até a faringe, através do qual o ar passa para os pulmões, enquanto alguém comprime uma bolsa presa a ele). De forma alternativa, a respiração pode ser induzida por meio de uma máscara colocada sobre a boca e o nariz, ligada a uma bolsa que, ao ser comprimida, força o ar para os pulmões.

◆ Muitas equipes levam uma máquina de eletrocardiograma, para que os ritmos do coração sejam gravados antes que o paciente chegue ao pronto-socorro.

◆ Se o coração precisar ser estabilizado eletricamente, antes da ida ao hospital, o batimento cardíaco pode ser restaurado com a utilização de um aparelho que restabelece um ritmo regular com a aplicação de choques. Se o ritmo cardíaco está lento demais

(20 batidas por minuto ou menos), muitas equipes de tratamento de emergência usam um marca-passo cardíaco externo, que é colocado sobre o peito e emite impulsos elétricos através da pele, para aumentar os batimentos do coração.

◆ Dois medicamentos também podem ser usados para estabilizar o batimento cardíaco; a lidocaína, administrada por via intravenosa, para tratar a taquicardia ventricular (batimento cardíaco rápido e irregular) ou a fibrilação ventricular (quando o coração bombeia pouco ou nenhum sangue), e a amiodarona, um remédio mais novo, ingerido por via oral, que proporciona os mesmos resultados, ou talvez melhores, para estabelecer um ritmo cardíaco estável.

◆ Dependendo da área geográfica, em particular, os paramédicos podem transmitir os sinais vitais de um paciente eletronicamente para o pronto-socorro, enquanto estão a caminho do hospital. Assim, quando o paciente chega, o tratamento pode começar imediatamente.

◆ Se a vítima de um ataque cardíaco está consciente, pode receber uma aspirina (325 miligramas), que, se triturada, é absorvida mais rapidamente pelo corpo. (Se você sente que está tendo um ataque cardíaco, tome uma aspirina após chamar a ambulância.)

◆ Assim que chega ao pronto-socorro, uma vítima de ataque cardíaco recebe nitroglicerina por meio de um dispositivo intravenoso (também pode ser administrada durante o trajeto). Esse remédio ajuda a dilatar os vasos sanguíneos cardíacos, proporcionando um aumento do suprimento sanguíneo e oxigênio, o que reduzirá a angina (dor intensa no peito) que o paciente possa estar sentindo.

◆ A heparina é administrada por meio de um dispositivo intravenoso, para reduzir a coagulação sanguínea e auxiliar na dissolução do coágulo que obstrui a artéria cardíaca.

◆ Os médicos do pronto-socorro determinarão quanto tempo se passou desde que os primeiros sintomas ocorreram. Esse é o momento em que decidem se abrem um vaso sanguíneo obstruído por meio da angioplastia (se uma equipe da hemodinâmica estiver disponível para agir dentro de uma hora) ou por meio de um remédio trombolítico ou, em alguns casos, utilizando a ambos. (Quando as duas opções estão disponíveis, o paciente recebe metade do remédio trombolítico. Se o vaso sanguíneo é aberto – o que pode levar até 45 minutos para ocorrer – até a hora da equipe de cateter ser trazida, eles vão para casa e o paciente é admitido no hospital.)

— RICHARD KATZ, *médico, chefe de cardiologia do Hospital da Universidade George Washington, em Washington, D. C.*

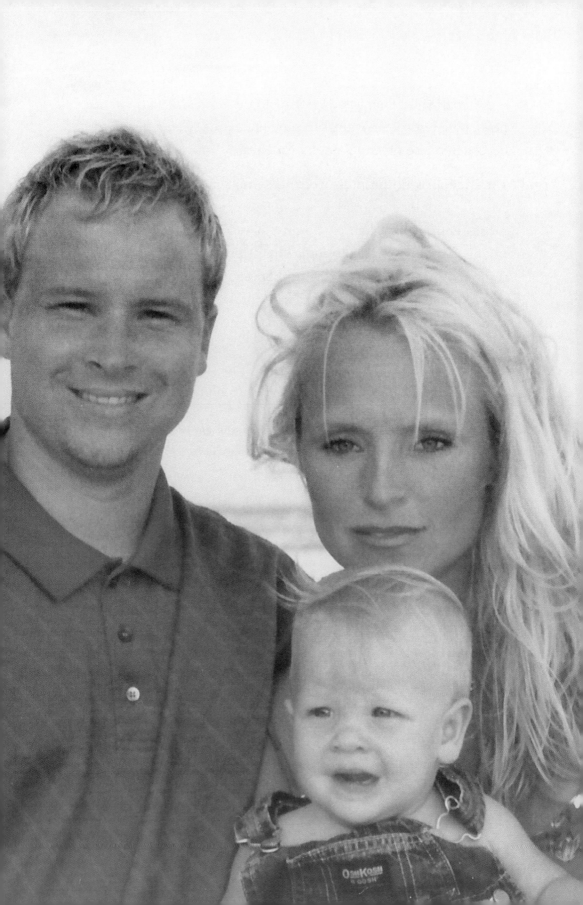

BRIAN LITTRELL

O loiro da banda Backstreet Boys *nasceu em 1975 com uma doença cardíaca comum, porém séria: um defeito no septo interventricular, que é um buraco entre as duas câmaras de bombeamento, na parte de baixo do coração. Com cinco anos, Brian caiu da bicicleta e machucou a perna. O pequeno corte infeccionou e, quando a infecção atingiu o seu já enfraquecido coração, o jovem de Lexington, Kentucky, desenvolveu endocardite bacteriana e permaneceu hospitalizado durante o verão de 1980. Recuperou-se milagrosamente. Mas, quando fez 21 anos, disseram a ele que havia chegado a hora de consertar o buraco em seu coração. A cirurgia foi feita um mês depois. Desde daquela ocasião, Brian e sua família patrocinam um programa que ensina a importância de um estilo de vida saudável para crianças de 8 a 12 anos que têm doença cardíaca (e abordam também alguns dos fatores de risco que contribuem para esse tipo de doença.)*

"Penso que meu problema do coração (...) esclareceu o que é realmente importante para mim na vida – estar casado e ter um ótimo relacionamento e filhos (...) No final, meu sucesso como membro de banda não é tão importante para mim como o sucesso fora do palco."

Eu tinha 21 anos quando ouvi pela primeira vez a notícia de que precisaria passar por uma cirurgia cardiovascular. Lembro-me de que meus pais estavam comigo no consultório do médico. Meu cardiologista, dr. Tom Carson, admitiu que o problema não apresentava melhora. Ele acreditava, na verdade, em agravamento, pois meu coração havia dilatado. Recomendou que, se eu quisesse permanecer na Terra por mais 30 ou 40 anos e ser capaz de me casar e ter filhos – metas que sempre quis realizar –, eu devia prosseguir com a idéia da cirurgia.

Sempre convivi com um problema conhecido por comunicação intraventricular (CIV). Meus pais só souberam disso seis meses depois que nasci. O médico esperou para lhes contar porque queria ver como as coisas progrediam. Quando eu tinha cinco anos, fui hospitalizado depois de uma infecção que atingiu meu coração, que era vulnerável por causa desse defeito. Desenvolvi endocardite bacteriana, que pode ser fatal. Eu sabia que tinha uma infecção, mas também acreditava que ia melhorar e ser capaz de prosseguir com a vida. Eu não fazia idéia de que, na ocasião, meus médicos me haviam dado uma chance zero de recuperação. Felizmente, provei que eles estavam errados e voltei para casa e para minha família.

O futebol foi minha primeira paixão, e eu queria entrar em campo com os garotos da minha idade. Mamãe e papai sempre diziam: "Não, você não pode, meu querido". Só bem mais tarde fui entender por quê. Minha mãe me disse que eles controlavam minha atividade física porque os médicos disseram que a infecção havia me debilitado muito. Eles mal sabiam que eu faria shows de duas horas por noite e conquistaria uma excelente condição cardiovascular.

Os médicos sempre acreditaram que o buraco no meu coração acabaria se fechando quando eu ficasse mais velho. Isso nunca aconteceu. Todos os anos, eu voltava ao Centro Médico da Universidade Kentucky para testes ergométricos, eletrocardiogramas e coisas do gênero, mas estava sempre em ótima forma – a banda me mantinha em forma. Porém, quando cheguei aos 21 anos, eles descobriram que meu coração na verdade estava se alargando e que o buraco permanecia. O sangue passava de um lado para o outro entre o ventrículo esquerdo e o direito, causando uma espécie de refluxo. Como resultado, meu coração inchava.

Ironicamente, na época em que soube que precisava de cirurgia, eu me sentia na melhor forma da minha vida. Nos raros dias de folga, ou antes de um show, eu sempre jogava basquetebol. E, no palco, a atividade nunca parava. Por isso, a notícia provocou um choque. Descobrir que algo que você não sente está errado dentro de você – e que pode mudar sua vida – é terrível. Bem, foi um dia difícil.

Tive uma conversa com o pessoal na banda e expliquei que a cirurgia era inevitável. Mas estávamos tão ocupados naquele momento de nossas vidas que eles talvez não tenham entendido exatamente o que precisava ser feito. Todos já sabiam, é claro, que eu tinha um problema no coração (estávamos juntos havia cinco anos). Portanto, não precisaram fazer muitas perguntas. Mesmo assim, a cirurgia era algo novo para *mim*, e obviamente foi um choque para eles. O dr. Carson, minha mãe, meu pai e eu (e até a gerência da banda) concordamos em buscar uma segunda opinião. Na Clínica Mayo, em Rochester, Minnesota, foram realizados novos testes, e os médicos de lá concordaram com o diagnóstico do dr. Carson.

Prosseguimos com a turnê, mas eu pensava no coração toda vez que entrávamos no palco. Nossa agenda era tão cansativa que acabei adiando a cirurgia por duas vezes. Os empresários diziam: "A data já está reservada e não podemos parar a turnê, pois vai custar muito caro". O primeiro adiamento foi durante a turnê européia e o segundo, nos Estados Unidos.

Eu sabia que os empresários estavam meio aterrorizados com a possibilidade de algo dar errado durante a cirurgia. A banda fazia o maior sucesso em 1998, e esse risco era assustador para eles, mas principalmente para mim. Foi quando minha atitude mudou em relação ao negócio da música. Um dia, até gritei com o empresário e disse a ele como me sentia ao ver que ele desprezava minha vida em função da agenda. O dr. Carson concordou comigo e me incentivou a não me deixar ser pressionado quanto a voltar cedo demais para o trabalho. Ficou definido que só reiniciaríamos a turnê oito semanas depois da cirurgia. A operação foi marcada para 8 de maio, e a onda dos *Backstreet Boys* entraria em compasso de espera por algum tempo.

Uma Descoberta Salvadora

Na Clínica Mayo, no dia da cirurgia, rezei bastante. Sabia que minha família também rezava, para que eu enfrentasse a operação com segurança. Eu só queria conseguir acordar da anestesia geral. Lembro-me de ter dito às enfermeiras para que dobrassem a dose do meu remédio, pois não queria me lembrar de nada. Interessava-me apenas acordar mais saudável. Eu estava muito mal impressionado com tudo o que tinha de ser feito. Pensava no esterno sendo rachado e em minhas costelas sendo abertas. Todas essas imagens me vinham à mente e mantinham meu pensamento: "Tudo acontecerá em meu peito". Era como se eu vivesse uma experiência fora do corpo e olhasse para mim mesmo, ali deitado, e visse as pessoas trabalhando no meu peito. Eu carregava essa preocupação já por um bom tempo.

Várias cenas me vêm à memória. Sei que tomei um ansiolítico na noite anterior. Acordei de manhã e as enfermeiras vieram me barbear, dizendo que eu precisava ficar completamente limpo. Tudo era uma névoa. Eu tomava banho e elas me barbeavam por todo lugar – sim, *todo lugar* mesmo. Doía, mas eu nem podia reagir. As enfermeiras tinham um trabalho a fazer e estavam lá para isso. Eu era apenas outro João Ninguém.

Há outros detalhes que me foram contados por pessoas da família e por Leighanne (estávamos namorando na época e nos casamos em 2000). Parece que Leighanne conversou comigo na manhã da cirurgia e me deixou animado. Mas, quando entraram no quarto com a maca para me levar até o bloco cirúrgico, comecei a perder o controle. Foi então que tive um ataque de choro. Eu sabia que precisava subir na maca e havia chegado a hora.

COLOCANDO A MÚSICA NA ESPERA

Brian viu pela primeira vez sua futura esposa, Leighanne Wallace, em 1997, quando ela foi selecionada para o vídeo dos *Backstreet Boys* para *As Long As You Love Me*. Eles se casaram em setembro de 2000 e, em novembro de 2002, Baylee Thomas Littrell nasceu. Leighanne estava com Brian quando disseram a ele que precisaria se submeter a uma cirurgia; e ela percebeu que precisava assumir uma posição, no momento em que ele começou a adiar a data da operação.

Lembro-me da primeira vez em que ouvi o coração de Brian. Estávamos em Londres e coloquei a cabeça sobre seu peito. O coração soava horrível – um som sibilante. Olhei para ele e disse: "Esse é seu coração? É com isso que você tem vivido?" Era uma sensação estranha saber que ele tinha um defeito sério no coração.

Chega um momento em que você sente que tem de bater o pé e insistir para que a pessoa que você ama busque o cuidado médico de que precisa. Eu sabia que Brian não ia fazer a cirurgia por um tempo e, quando ele e seus empresários a adiaram duas vezes por causa da turnê, ameacei: "Você vai ter de fazer a operação ou não vou poder mais ser sua namorada". Eu o via ape-

Lembro-me de ter sentido que eles me conduziram para fora do quarto e pelo corredor, e que havia *flashs* vindo do teto, e que aquelas luzes iam ficando para trás. Recordo-me de ter sentido a entrada no elevador duas vezes, quando as rodinhas da frente da

nas colocando a vida em risco o tempo todo por causa do trabalho. Disse-lhe que não podia mais ficar envolvida com ele, se continuasse a agir assim.

Foi difícil para Brian conseguir um tempo longe dos compromissos, mas, quando você pertence a um grupo, precisa insistir: "Pare tudo, pare a produção". Sei que ele não queria insistir em que teria de parar por um tempo, pois os *Backstreet Boys* faziam muito sucesso e estavam envolvidos com uma de suas maiores turnês. Ele sabia, no entanto, que precisava bater o pé com determinação: "Tenho de encarar a realidade e fazer essa cirurgia".

Dou este conselho para qualquer família de um paciente com problemas de coração: seja o mais positivo que puder. Faça perguntas – faça todas as perguntas que puder imaginar, mesmo que lhe pareçam estúpidas. Se você pressentir que vai ter um ataque de choro, saia da sala imediatamente, retome o autocontrole e depois volte. Para quem é paciente, insisto em que tente ficar no melhor estado de saúde possível, antes da cirurgia. Atualmente, cirurgias cardiovasculares são feitas todos os dias. Confie no seu médico. De outra forma, não há como prosseguir. Mas lembre-se de que o médico não é Deus. E, se você não confiar ou não gostar dele, continue procurando. Você precisa de um médico sensível. Você não vai querer alguém que o trate como se fosse um número.

maca, e depois as de trás, passaram sobre as ranhuras por onde a porta corre. Senti o duplo solavanco. E, depois que saímos do elevador, fui empurrado para trás de algo como uma parede baixa, e então puxado para o outro lado da parede. Minha família estava lá, e eu disse a Leighanne que a amava e a veria em breve. Disse a minha mãe para cuidar de papai, caso eu não sobrevivesse, e disse a meu pai para cuidar de mamãe; mas minha lembrança mais intensa é de ter dito a minha mãe para ser forte. Sei que cada um lidaria com os fatos a sua maneira, pois são duas pessoas bem diferentes.

O procedimento cirúrgico devia levar cerca de 45 minutos, porém o meu levou duas horas e meia. Eles costuraram o buraco, mas em seguida, ao fazer uma inspeção de rotina, o dr. Danielson, o cirurgião, pegou meu coração na mão e o virou para observar a válvula tricúspide. Foi quando viu um buraco do tamanho de uma moeda pequena. Mais tarde, ele determinou que fora ali que a endocardite bacteriana havia se estabelecido quando eu tinha cinco anos. Foi uma sorte o dr. Danielson decidir checar a válvula tricúspide, porque o tal buraco nunca aparecera em nenhum exame ou teste. Ninguém sabia que eu tinha aquele buraco na válvula tricúspide. O dr. Danielson não estava desconfiado, nem nada, ele apenas pensou: "Bem, como já estou aqui, vamos conferir essa tricúspide". Tenho certeza de que é regra procurar problemas adicionais, mas ainda assim me sinto muito sortudo. Eles colocaram um anel de anuloplastia em volta da minha tricúspide, e usaram um retalho de Dacron, além de tecido do meu coração, para reparar a CIV, como haviam planejado.

Quando voltei a mim, estavam retirando o tubo de respiração. Era um tubo menor do que o normal. Eu havia dito a eles que estava preocupado com minhas cordas vocais, pois cantar é minha vida e minha carreira. Um tubo de respiração grande aumenta o potencial de danos. Mas mesmo um menor é doloroso. Quando foi retirado, parecia que saía do meu dedão!

Ao perceber de novo este mundo, o primeiro rosto que vi foi o de minha avó – a mãe de meu pai –, sentada ao lado da cama. Em seguida, passei os olhos pela fila de outros rostos que se sucediam. Fiquei um pouco a contemplar Leighanne. Depois vi minha mãe e meu pai, e voltei os olhos para Leighanne. Como sabemos um pouco de linguagem de sinais, falei com a mão: "Eu te amo". Nós criamos uma brincadeira na qual eu digo que a amo mais do que ela me ama, e ela protesta – e ficamos nessa batalha sem fim. Então, depois que sinalizei "Eu te amo", acrescentei o símbolo que quer dizer "mais".

Os fãs enviaram todos os tipos de cartões desejando melhoras. Enchemos o quarto com eles. Escolas me mandaram cartões que as crianças haviam feito. E foram pequenas coisas que fizeram grande diferença, como uma mensagem dizendo: "Estamos pensando em você e esperamos que fique bom logo e volte ao palco porque sentimos falta dos *Backstreet Boys*". Um cartão, em particular, se destaca na minha memória. Era uma ilustração feita a mão que mostrava um médico e um paciente durante uma cirurgia, quase como no velho jogo *Operation*, no qual você tinha de retirar os ossos do paciente sem encostar no lado ou a campainha disparava e você perdia. Havia lá a mão de um médico e um conjunto de pinças parecidas com aquelas de pegar salada. No desenho, eu estava deitado na mesa, tendo ao lado uma máquina de raios X, onde meu coração aparecia. Dentro dele, havia um sanduíche! Era como se o médico estivesse retirando o sanduíche do meu coração, para que eu ficasse bem. Isso me fez pensar em como as experiências capazes

QUANDO SUA CRIANÇA TEM PROBLEMAS DE CORAÇÃO

Em 1999, Brian criou o Clube do Coração Saudável para Crianças Brian Littrell (www.healthyheartclub.org). O clube oferece um programa voltado para educação, exercício, nutrição e aconselhamento de crianças entre 8 e 12 anos de idade que têm problemas de coração e correm o risco de desenvolver uma doença cardíaca. Jackie Littrell, a mãe de Brian, faz questão de falar com os pais e com as crianças que freqüentam as sessões. A seguir, alguns de seus conselhos.

Há duas coisas que toda criança que enfrenta uma doença cardíaca deve se lembrar:

Não se limite. E não deixe que os outros digam o que você pode ou não fazer. Vivemos em uma sociedade na qual é fácil ser influenciado pela pressão do grupo, mas você precisa saber que Deus tem um plano para sua vida. Brian se tornou um *Backstreet Boy*, o que era totalmente acima e além de tudo que sonhei. Você precisa acreditar que seus sonhos se realizarão também.

Assuma responsabilidade por sua saúde. Mesmo que você tenha apenas 12 anos, pode tomar decisões saudáveis. E não estará melhorando apenas a si mesmo, mas inspirando seus pais a fazerem o melhor. Estamos em uma sociedade diferente daquela em que Bryan viveu quando era jovem. Hoje, sua mãe também tem de trabalhar e é fácil pegar um fast-food para o jantar. Mas, embora você e seus pais sejam ocupados, assuma responsabilidade por decisões saudáveis todos os dias. Faça uma caminhada. Ajude seus pais a preparar um frango grelhado e uma salada para o jantar, em vez de apelar para os hambúrgueres no *drive-thru*. Ao optar por tudo que promove a boa saúde, você não apenas fortalecerá seu coração como também estabelecerá um exemplo para toda a família.

Para os pais, costumo dizer:

Tome cuidado para não proteger demais seu filho. Se eu tivesse dito constantemente a Brian: "Você não deve fazer isso, pois tem um problema cardíaco", ele não teria realizado a metade de tudo que fez. Tente não limitar emocionalmente seu filho contando a ele tudo que há de negativo sobre sua asma, seu coração, seu diabetes ou sua obesidade. Ao contrário, seja uma influência positiva. Tenha uma visão voltada para o que ele pode aprender. E encoraje-o a novas conquistas e a ser física e mentalmente ativo, sempre de maneira coerente com a orientação do médico.

Cultive uma ligação espiritual. Manter o foco nas suas crenças espirituais e religiosas sempre ajuda, pois a preocupação e o tormento pode consumi-lo, se você não tiver algo maior e mais forte em que acreditar. De certa forma, a provação de Brian foi uma bênção, porque passei a ver a vida de modo diferente, como resultado de tudo que passamos. A vida é muito preciosa, e essa percepção que tenho hoje é mais ampla devido ao que aconteceu comigo. A doença de Brian colocou minha vida em compasso de espera e conquistou minha atenção total. Ela me forçou a observar as coisas realmente importantes – vida e amor. Nada mais importa. Algumas vezes, os acontecimentos cotidianos obscurecem o que é fundamental e é preciso uma crise para que você volte a ter a perspectiva correta.

de mudar a vida de alguém podem parecer tão simples para uma criança. E me encantei com aquela simplicidade, passando a considerar que a vida pode ser assim.

Quando voltei para casa, ainda bem dolorido, procurei jogar um pouco de basquetebol no quintal e andar pela vizinhança. O dr. Carson me envolveu no programa de reabilitação cardíaca do Hospital Flórida, aqui em Orlando. É o quarto maior centro do coração do país e tem um enorme departamento de reabilitação cardíaca. Obviamente, eu era o paciente mais novo, lado a lado com avós e avôs recém-submetidos a cirurgias de revascularização miocárdica, com duas, três, quatro pontes para implantação de marca-passos ou devido a ataques cardíacos. Aprendi bastante sobre esse estágio da vida e sobre a reabilitação. Percebi que, quanto mais velho você fica, mais lentamente seu coração se cura, e que eu tinha sorte em passar por isso no começo dos meus 20 anos. Na hora de levantar pesos e usar máquinas e aparelhos para me restabelecer, fui capaz de atingir as metas bem mais rápido do que as pessoas mais velhas. Mas o mais importante era que todos nós, a despeito da idade, trabalhávamos pelo mesmo objetivo. Esse senso de comunidade, de metas compartilhadas e compreensão do que acontece com cada pessoa pode ser realmente benéfico durante a recuperação.

Para voltar à forma e fazer as apresentações, eu precisava me exercitar e ao mesmo tempo cantar. Então malhava, na esteira ou na bicicleta, enquanto cantava ouvindo os CDs dos *Backstreet Boys*. Uma vez, uma senhora simpática se aproximou de mim e comentou: "Jovem, você tem uma ótima voz. Na verdade, você canta igualzinho ao CD".

Um Novo Tipo de Medo do Palco

Voltamos à turnê oito semanas após minha cirurgia. Eu esperava ansiosamente por isso, mas também sentia medo. Estava preparado mentalmente, mas não fisicamente. Fiz a cirurgia pesando 62 kg e saí do hospital com 54 kg. Era uma luta. Como sempre contratávamos paramédicos para cuidar de fãs que desmaiavam, perguntei aos empresários se podíamos manter um deles nos bastidores, caso eu precisasse de oxigênio. Eles concordaram e agimos assim durante as primeiras semanas. Eu usava o oxigênio várias vezes – ele ficava embaixo do palco, onde trocávamos de roupa. Era estranho: todos preocupados em se vestir rapidamente, e tudo que eu queria era ser capaz de respirar. Não foi fácil, mas aqui estou.

Aquele primeiro show aconteceu em Charlotte, Carolina do Norte. Lotação esgotada. Pensei em quando subi ao palco pela primeira vez como um *Backstreet Boy*. Eu costumava ficar muito ansioso. Todas as coisas com as quais você se preocupa no início se tornam banais depois de algumas turnês. É claro que dá um frio na barriga antes de entrar no palco, mas a ansiedade some. Naquela noite, em Charlotte, quando dissemos nossos nomes, como fazemos em cada show – "Olá, eu sou Brian" –, ouvi o rugido incrível da platéia. Nunca vou esquecer aquele momento. Então me fortaleci: "Certo, aqui vamos nós de novo".

A vontade de viver me fez superar dificuldades. Eu acreditava que havia mais tempo no meu relógio e que Deus tinha planos maiores para mim. Quero usufruir a vida ao máximo. Cresci cantando em uma enorme igreja batista e nunca, em um milhão de anos, imaginei que faria carreira utilizando os dons que Deus me deu. Le-

DE TODO CORAÇÃO

- *Tire proveito das aulas de reabilitação cardíaca oferecidas aos pacientes depois da cirurgia. Você não apenas recebe um programa de exercícios monitorados, como aprende a seguir uma dieta saudável, além de se beneficiar com o processo de recuperação junto com outras pessoas que entendem você e podem lhe oferecer apoio.*
- *Não é incomum pacientes com problemas cardíacos se tornarem produtivos depois da cirurgia, mais do que antes do diagnóstico. Estar motivado a adotar um estilo de vida mais saudável e definir novas metas pode ser determinante.*

var a vida que levo – mesmo com a cirurgia e a recuperação – é ser abençoado, e gosto de passar essa mensagem. Creio que a razão pela qual estou aqui é poder fazer coisas que levem crianças e adultos a saberem que a vida é uma dádiva e que é muito importante o que se faz com ela. E que algumas vezes você despreza o que importa de verdade porque está voltado apenas para seu patrimônio, para os acontecimentos à sua volta ou para seu trabalho. É fácil ser consumido por essas coisas.

Acredito verdadeiramente que todo dinheiro do mundo não comprará a felicidade ou o amor verdadeiro, e esses são os bens que as pessoas buscam a vida toda. Meu problema no coração me diferenciou definitivamente dos outros integrantes da banda porque esclareceu o que é realmente importante para mim na vida – estar casado e ter um ótimo relacionamento e filhos. Tenho um garotinho e, sim, seu coração está bem. Fizemos muitos testes pré-natais. No final, meu sucesso como membro de banda não é tão importante para mim como o sucesso fora do palco.

∾

As Observações do Médico:
QUANDO SEU PACIENTE É UMA CELEBRIDADE

Tom Carson, médico do Consultores de Cardiologia
Pediátrica em Orlando, Flórida

Admito que a primeira vez em que Brian entrou no meu consultório, eu não fazia idéia de quem ele era. Na ocasião, ele parecia um pouco mais velho do que os jovens que estudam no colegial. Por isso pensei que devia estar trabalhando ou fazendo faculdade. Quando ele me disse que era cantor de uma banda, imaginei que devia tocar em algum bar por aí. Conversamos sobre seu histórico médico e sobre o buraco em seu coração. Ele mencionou algumas atividades físicas que fazia no palco e esclareceu que sua banda era mais conhecida no exterior do que nos Estados Unidos. No final da visita, autografou uma foto para mim e disse: "Quero dar isso a você". Aceitei educadamente e agradeci: "Muito obrigado".

Quando cheguei em casa, perguntei a minha filha, que na época estava na 8ª série, se ela já havia ouvido falar de uma banda chamada *The Backdoor Boys* ou "alguma coisa *boys*". Ela ficou bastante agitada e imediatamente puxou um de seus CDs. Só aí percebi com quem estivera naquele dia. Assim, na outra consulta de

Brian, apresentei o CD de minha filha e ele gentilmente o autografou.

Brian sentiu algumas dores no peito durante a turnê, mas elas não eram de origem cardíaca. Agendamos check-ups para os finais de tarde, de maneira que ele pudesse vir relativamente mais tranqüilo e pudéssemos conversar. Quando repetimos o ecocardiograma, vimos que seu coração estava maior.

Falei com Brian e sua família e expliquei que não era uma boa idéia entrar na vida adulta com o coração dilatado. Até brinquei, dizendo que precisávamos fazer o conserto se ele quisesse prosseguir cantando como Frank Sinatra. Mas Brian nem riu. Ele estava preocupado e perturbado. O eco basicamente encerrou o diagnóstico para mim. Fiquei sabendo que sua condição não melhoraria. E, como hoje em dia um reparo cirúrgico é rápido e direto, você tira o problema do caminho e pode se concentrar em seus interesses.

Havia dois aspectos a serem considerados na operação de Brian. O primeiro era remendar o buraco entre as duas câmaras de bombeamento do coração. Para isso usei um retalho de Dacron. Mas, por causa da infecção que teve quando criança, Brian apresentava também alguns danos nas cúspides da válvula tricúspide. O átrio serve como uma câmara de coleta para o sangue que chega do corpo. Quando o ventrículo relaxa, o sangue passa pela válvula tricúspide e preenche o ventrículo direito. Então, quando o coração se comprime, a válvula se fecha e força o sangue para fora, através da artéria pulmonar. No caso de Brian, a válvula tricúspide estava danificada e a infecção ocorrida na infância havia engrossado as cúspides dessa válvula, impedindo que ela funcionasse bem.

A perspectiva para Brian é muito boa. Mas, como seu coração ficou aumentado, talvez nunca volte a ser completamente normal. Em algum momento, no futuro, ele pode desenvolver problemas. A verdade é que as técnicas cirúrgicas, e até mesmo a anestesia, evoluíram de maneira notável ao longo dos anos e nós ainda não somos capazes de medir como isso melhorará a expectativa de vida e a qualidade de vida daqueles que passaram por uma cirurgia cardíaca. ■

Investigando o Poder da Prece

Por muitos anos, a medicina tradicional ignorou ou não considerou seriamente a cura realizada pelas "terapias alternativas", apesar de serem praticadas há séculos. Só a partir de 1999, por exemplo, o Instituto Nacional de Saúde dos Estados Unidos (NIH – *National Institute of Health*) se interessou em financiar estudos sobre terapias "noéticas" (também conhecidas como terapias espirituais e energéticas), que foram chamadas de "medicina pioneira". Mas os tempos mudam. Hoje, o NIH abriga o Centro Nacional de Medicina Complementar e Alternativa.

Em um estudo particularmente interessante realizado no Instituto de Pesquisa Clínica Duke, os pesquisadores investigaram o poder da prece em pacientes que se recuperavam de procedimentos realizados no coração. A prece, dirigida para a cura, é uma prática clássica em quase todas as culturas. Mesmo assim, a ciência moderna não tem dados sistemáticos suficientes para apoiar os resultados dessa crença. Em um estudo inicial, oito congregações rezaram pela cura de 150 pacientes internados no Hospital dos Veteranos, em Durham, Carolina do Norte. (Com o consentimento dos pacientes, os participantes recebiam nome, idade e uma descrição da doença de cada um.)

Apesar de os resultados não mostrarem diferenças estatisticamente significativas, revelam tendências intrigantes que justificam outras pesquisas. Embora um estudo maior esteja em progresso nesse momento, a ciência ainda tem um longo caminho até determinar qual impacto – se é que há algum – o estado espiritual ou mental do paciente representa na sua recuperação. Muitos cientistas consideram essa a pergunta-chave que precisa ser feita, para ter sua resposta estudada. O fato de a energia chi, ou espírito, ser invisível, e de não termos uma ferramenta para medi-la, não significa que ela seja insignificante. Afinal, há 200 anos, o mesmo podia ser dito sobre o oxigênio.

Além disso, toda pessoa que pratica medicina viveu pelo menos uma experiência em que um paciente extremamente doente, à beira da morte, se recupera. Nesse cenário, normalmente não é preciso ir longe para descobrir a foto de um neto recém-nascido, uma imagem de Jesus ou algo que demonstre que esse indivíduo estava conectado a algo que fez diferença em sua fisiologia e determinou um resultado. Ainda assim, esses acontecimentos não são rotineiramente reconhecidos ou medidos por nós.

O que fica claro em relação a pacientes com doença cardíaca é que eles se preocupam com a vida e a morte. Quando um ser humano está tendo um ataque cardíaco – esteja ele na Carolina do Norte, na Califórnia ou na Índia –, tudo o mais é deixado de lado, e no fundo dos seus olhos surge a luz de um ser humano que está sofrendo e se mostra assustado. Mesmo empregando a melhor tecnologia, temos de considerar que os profissionais ligados à saúde podem ser treinados para satisfazer às necessidades dos pacientes em *todos* os níveis, incluindo o mental e o espiritual.

> — MITCHELL KRUCOFF, *médico, professor associado de medicina/cardiologia e diretor do projeto de estudo MANTRA do Centro Médico da Universidade Duke/Instituto de Pesquisa Clínica Duke, em Durham, Carolina do Norte.*

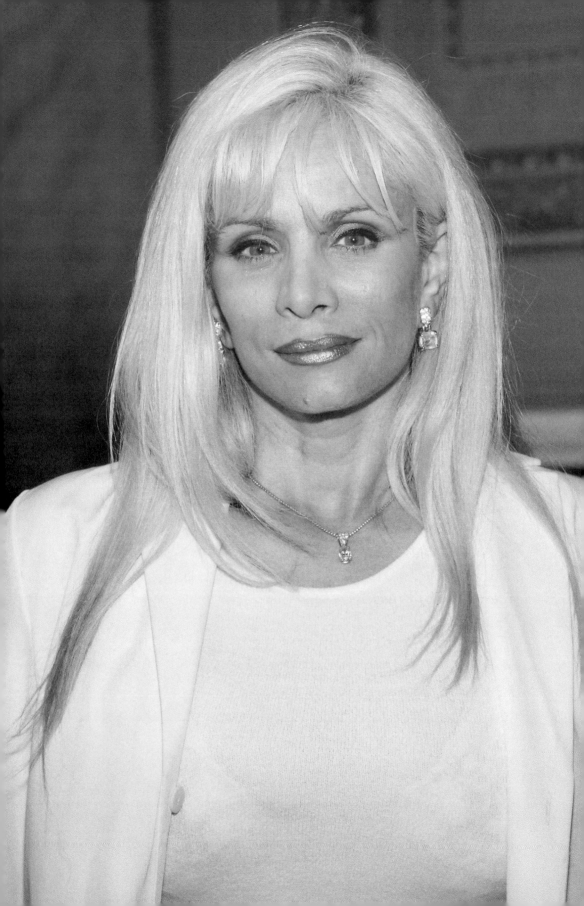

VICTORIA GOTTI

Romancista bastante talentosa, com quatro best-sellers que incluem The Senator's Daughter, Victoria Gotti, *nos últimos tempos, tem trabalhado como colunista social da revista* Star. *Filha de John Gotti, o bem-vestido chefe da máfia encarcerado em uma prisão federal desde 1992, Victoria é editora da* Red Carpet Magazine, *que mostra celebridades que transitam sobre o tapete vermelho ou fora dele. Além disso, apresenta um reality* show *semanal, de meia hora, sobre seu papel de mãe, editora e colunista, atividades diárias que a levam a jantares, compras ou estréias de Hollywood repletas de celebridades.*

"Acredito que todo dia deve ser aberto como um presente especial. No final, meu problema cardíaco me motivou a aproveitar ao máximo todos os instantes. Cada dia é precioso e não deve ser desperdiçado."

Nasci com prolapso da válvula mitral, o que significa que a válvula mitral do meu coração não consegue se abrir e fechar adequadamente, originando um sopro. Isoladamente, o problema não é considerado sério, mas causou complicações quando desenvolvi uma dor de garganta séptica que se transformou em febre reumática, na época em que eu era garota. A febre reumática prejudicou o coração, causando cardiomiopatia, o que só foi diagnosticado anos mais tarde. (Mesmo para alguém sem problema cardíaco anterior, a febre reumática pode gerar uma inflamação nas válvulas do coração, causando feridas que podem impedir que as válvulas se abram e se fechem direito, prejudicando o fluxo normal de sangue pelo coração.) Quando completei 16 anos, uma visita de emergência ao hospital revelou um problema no meu coração. Ainda assim, não permiti que esse distúrbio alterasse minhas metas, em especial o sonho de ser mãe.

Meu médico me recomendou não engravidar, mas, como sou uma pessoa bastante obediente, tenho agora três garotos. Minha mãe sempre me apoiou. E, se as pessoas lhe perguntavam o óbvio, ela respondia que eu não devia mesmo ter ficado grávida, pois essa era a recomendação. Mas ela acrescentava: "Minha filha está longe de ser uma garota estúpida e, com seu QI 149, sabe se virar razoavelmente. Mesmo na infância, se lhe diziam que não podia fazer algo, era como um desafio, e ela ficava ainda mais determinada a transgredir".

Ao descobrir, em 1986, que eu e meu marido teríamos um filho, eu estava com 20 anos. Claro que, quando paro e penso, percebo que foi algo estúpido, mas na época, mesmo que me custasse a vida, eu teria a criança. Logo que contei a meus pais sobre a gravidez, minha mãe confessou que meu pai ficou bravo comigo. Eles discutiram o assunto e ele lhe perguntou: "Por que ela não nos escuta? É tão brilhante em todos os outros aspectos da vida. Por que não escuta?" E minha mãe se limitou a responder: "John, desde os oito anos de idade, não há outra coisa que sua filha queira mais do que ser mãe". Ela entendeu. Não concordou, mas entendeu.

Na primeira gravidez, tive uma gestação completa, mas três dias antes da data prevista para o nascimento entrei em trabalho de parto e as contrações começaram. Tudo começou bem normal, com todo mundo feliz e eu no quarto de hospital, sendo preparada para o grande momento. Aí o médico chegou e disse a minha mãe: "Vamos fazer uma cesariana porque não queremos que o parto cause danos ao coração". Concordamos que era a maneira mais fácil e menos traumática de chegar a um bom resultado. Ninguém acreditou que eu fosse capaz de carregar uma barriga por toda a gestação, mas ali estava eu, pronta para ter o bebê.

De repente, o parto teve início. Eles me preparavam para a cesariana, prontos para me dar algum remédio, quando o caos se instalou na sala de operação. Eu estava lúcida, acordada, e no minuto seguinte todos andavam de um lado para o outro, enquanto eu ouvia o ruído enlouquecedor dos monitores.

Eu não conseguia mexer a cabeça, mas mesmo assim perguntei a uma das enfermeiras: "O que está errado? É com o bebê ou comigo?" Ela apenas me lançou um olhar indiferente, apertou minha mão e partiu. O que realmente me irritou, antes de perder a consciência, foi ter ouvido outra enfermeira dizer ao médico (ela nem considerou que eu poderia estar lúcida): "Chame os pais dela, pois preciso que eles assinem isto".

O bebê havia causado tal perturbação no meu organismo, que tudo passou a acontecer rápido demais e os médicos não conseguiam resolver. A enfermeira saiu correndo, junto com o médico, procundo minha mãe, meu pai e meu marido, para lhes dizer que eles tinham de fazer uma escolha: o bebê ou eu. Embora muito abalados, meus pais não tiveram dúvida. Nem olharam para meu marido. Foi como se ele não estivesse na sala. Apenas resolveram: "Nossa filha". O bebê morreu pouco depois do nascimento.

Soube mais tarde que meu coração não havia resistido. Não conseguiu lidar com o estresse do parto, que irrompeu veloz e furioso, surpreendendo os médicos. Além disso, eu tinha doença hemolítica por incompatibilidade de Rh entre meu sangue e o do feto. Meu Rh é negativo, e isso significa que não produzo o fator Rh, uma proteína encontrada na superfície das células vermelhas do sangue. Como meu bebê era Rh positivo, houve complicações adicionais.

Certa noite, durante a recuperação, eu estava ainda acordada quando uma das enfermeiras entrou no quarto. Eu não sabia que o bebê havia morrido. Ela me perguntou: "Você quer batizar o bebê?" Pensei: "Oh, meu Deus, como sonhei com isso. A criança está bem". E antes de responder, quis saber se era menina ou menino. Com um sorriso no rosto, ela afirmou: "É uma garotinha". Muito alegre, exclamei: "É claro que quero batizá-la. Posso vê-la?" A enfermeira me lançou um olhar meio estranho, mas concordou: "Claro que pode". Na próxima cena, ela levou para dentro do quarto a criança morta. Fiquei chocada e comecei a gritar. Meu pai chegou correndo. Ao ver o que acontecia, dirigiu-se à enfermeira erguendo a voz: "Há algo errado com você? Você não procura primeiro os pais? Ela tem um problema no coração!"

Assim que a briga terminou, meu pai sentou-se ao lado da cama. Vi que ele chorava. Seus olhos estavam injetados e ele não é homem de chorar. Quando olhou para mim, perguntei: "Estou doente de novo?" E ele respondeu: "Não, você vai ficar bem. Mas você sabe, seu bebê não sobreviveu". Comecei a chorar. Papai continuou: "Você se lembra? Enquanto você crescia, eu sempre perguntava por que você estava chorando, o que havia acontecido". E você me contava do joelho ralado e eu dizia para você não chorar por um motivo tão bobo, e que devia guardar as lágrimas para quando realmente precisasse delas, embora nunca devesse precisar". Fiz um aceno com a cabeça, concordando com aquelas recordações. Ele queria que fôssemos durões, especialmente as garotas. Percebi uma lágrima escorregar do seu olho: "Bem, pode chorar, não vou impedi-la. Esse é um daqueles momentos". Choramos juntos. Nossa, como choramos. Solucei como nunca. Estava autorizada. Eu podia finalmente chorar.

Felizmente, melhorei. E a última coisa que meus pais esperavam era que eu voltasse a sua casa dois meses depois para anunciar que estava grávida de novo. Minha mãe ficou devastada.

Lembro-me dela ao lado do fogão, mexendo uma panela e chorando. Sequer me olhava, enquanto eu insistia: "Fique feliz por mim. Por que você não está feliz por mim?" Sei que ela só conseguiu murmurar: "Vá falar com seu pai. Eu não consigo lidar com isso".

GRAVIDEZ E DOENÇA CARDÍACA

A gravidez faz novas exigências drásticas ao sistema circulatório da mulher. Por isso, o ideal é que a mulher com doença cardíaca discuta com o médico seus planos de ter filhos, antes de tentar engravidar. Os conselhos e um planejamento antecipado garantirão o resultado mais saudável tanto para a mãe como para o bebê.

Há, no entanto, certos problemas cardíacos que representam um risco tão grande para a saúde da mulher, ou para o bebê, que os médicos aconselham a evitar a gravidez. Essas condições incluem sintomas descontrolados de doença da artéria coronária (angina, falta de fôlego), hipertensão pulmonar significativa (pressão sanguínea alta no lado direito do coração ou nas artérias que vão para o pulmão) e algumas formas de doenças cardíacas congênitas (desde o nascimento).

Em outras situações, o médico pode tranqüilizar a paciente (como no caso da maioria das mulheres com prolapso da válvula mitral), recomendar tratamento ou correção do problema antes da gravidez, para prevenir sintomas ou complicações. Por exemplo: uma mulher com estenose da válvula mitral (a válvula mitral se estreitou como resultado de febre reumática) pode passar por uma cirurgia ou valvuloplastia (em que a válvula é aberta com um balão), antes de ficar grávida.

A cada gravidez minha, ela vivia a mesma situação. Graças a Deus, tive três garotos muito, muito saudáveis. Mas sempre com gravidez de alto risco, cada uma delas me trazendo problemas no final da gestação e durante o parto. Nunca fiz cesariana. Mais tarde

Algumas vezes doenças cardíacas como problemas de válvula ou arritmias não são diagnosticadas até que a mulher esteja grávida, já que os sintomas podem parecer decorrentes do estresse relacionado à gravidez e das mudanças no corpo. Em muitos casos, essa não é uma preocupação médica séria, mas algumas mulheres podem precisar de tratamento com remédios ou, em casos raros, de cirurgia durante a gravidez.

Alguns remédios usados comumente para tratar doenças cardíacas, tais como inibidores ACE e diluidores do sangue como Coumadin, podem causar defeitos de nascimento, se usados durante todo o desenvolvimento fetal ou mesmo em determinados períodos. Algumas dessas drogas são mais perigosas nas primeiras semanas após a concepção. Portanto, antes de tentar ficar grávida, a mulher precisa parar com o uso de remédios ou deve substituí-los.

O ponto principal é que a doença cardíaca se transformou no matador número um de mulheres. Portanto, junto com os médicos, elas precisam levar a sério riscos e sintomas, em especial durante a gravidez.

> — SHARONNE MAYES, médica, diretora da Clínica do Coração para Mulheres Mayo, em Rochester, Minnesota

soube que o parto normal é melhor e menos complicado. Os médicos acreditavam que depois da primeira gravidez eu não poderia mais ter filhos. Passei as três gestações na cama. Na primeira, tive de ir cinco vezes ao pronto-socorro no meio da noite, pois não conseguia respirar, sentia dores no peito e tontura. Todas as vezes, ficava no hospital por alguns dias. Era sempre arriscado e cada gravidez era pior do que a outra. Ainda assim, ter sido capaz de dar à luz três crianças saudáveis me fez compreender que valeu a pena enfrentar cada dificuldade.

UMA DECISÃO DEVASTADORA

Em 1998, descobri que estava grávida de novo, o que não foi motivo de felicidade. Mas aceitei o fato. Embora não seja condenado pela minha religião, o aborto nunca chegou a ser uma opção para mim. Por isso, fiquei assustada. Sabia que não tinha escolha. Levei em conta minha idade na ocasião: ia fazer 30 anos. E, como se não bastasse, um mau pressentimento começou a se manifestar. Com tanta preocupação, fiz a cada quinze dias os check-ups que deveriam ser mensais.

Com cerca de 14 semanas de gravidez, fui ver meu filho jogar uma partida de beisebol. Eu havia acordado meio esquisita naquela manhã. Mesmo assim, tomei banho, me arrumei e procurei encarar normalmente o novo dia. Como estava preparando meu terceiro romance, levei uma pequena toalha de piquenique, estendi sobre ela o material de trabalho e, quando meu filho ia rebater, eu me levantava para assistir. Foi assim até que ele acertou um *home run:* fiquei empolgada e comecei a pular. De repente, uma sensação estranha tomou conta de mim. Pensei: "Preciso chegar logo ao carro. Não quero desmaiar na frente de todos e constranger meus filhos".

Sofri um colapso a menos de um metro do carro. Sorte que um paramédico também acompanhava o jogo do filho e carregava consigo os equipamentos de trabalho. Fui vítima de uma parada cardíaca. Estava sem pulso quando ele chegou. Imediatamente me deu um choque e conseguiu ativar meu batimento cardíaco. Em seguida, chamou uma ambulância aérea que me transportou para o Hospital St. Francis em poucos minutos.

Na sala de operação, me entregaram um formulário, dizendo: "Temos de pôr fim a essa gravidez, não há outra saída. Temos de salvar sua vida. Precisamos colocar um defibrilador em você. E o bebê não vai sobreviver à cirurgia. Mesmo que consiga, corre grande risco de nascer deformado. Vamos começar com Coumandin e depois administrar outros medicamentos". Eu não podia fazer aquilo. Não podia assinar. Pedi para levarem o formulário a minha mãe. Ela assinou sem hesitar.

A partir daí, o que fizeram foi muito estranho. Como eu estava em um hospital católico e os médicos sabiam que eu precisava desesperadamente da intervenção cirúrgica, pois minha condição representava risco de morte, tiveram de me levar de helicóptero para o Hospital Judeu Long Island, onde encerraram minha gravidez, e retornaram comigo ao St. Francis. Pousamos sobre o prédio... Eu estava lúcida e pude acompanhar tudo. Em seguida, fui conduzida para a sala de operações, onde colocaram o defibrilador.

Mesmo antes dessa gravidez, eu sabia que provavelmente teria de colocar um defibrilador, pois meu cardiologista, o dr. Martin Handler, havia demonstrado preocupação com minha arritmia. Ele consultou outros cardiologistas e todos concordaram que um defibrilador seria uma "apólice de seguro" – expressão que o dr. Handler sempre usava. Na época, ele afirmou que não era uma emergência, embora fosse recomendável. A gravidez me pressionou até o ponto em que passou a ser uma necessidade.

Os três dias seguintes foram nebulosos para mim. Assim que acordei da cirurgia, comecei a assistir à televisão no quarto de recuperação. Encarava a tela, mas não estava completamente lúcida. Eu me sentia entorpecida. Aí, em determinado momento, a enfermeira que trocava minhas ataduras desviou os olhos para a televisão e exclamou: "Oh, meu Deus, essa não é você?"

Eu nem havia me dado conta, mas, alertada pela enfermeira, de repente percebi. O noticiário praticamente me considerava morta, e o repórter dizia algo assim: "Rezemos hoje à noite por Victoria Gotti, que está gravemente doente e em condição bem crítica". E o jornal prosseguiu, listando todas as minhas realizações. Foi horrível e grotesco. E, como eu não agüentava ouvir mais nada, decidi voltar a dormir em meio a pensamentos desconexos: "Certo, estou morrendo agora. Preciso fazer com que essa transição seja mais fácil".

Finalmente, graças a Deus, eu me recuperei e fui liberada do hospital. Com o passar do tempo e a ajuda de remédios, ajustei-me com facilidade ao defibrilador, que atua também como marca-passo. Sequer penso nele. A não ser a cada três meses, quando preciso ir à clínica do coração para a "interrogação" do aparelho. O médico passa um bastão sobre meu coração e faz o *download* de informações. O procedimento pode revelar se tive alguma arritmia, qual é o estado da bateria e a condição dos fios. É possível até ajustar as configurações do marca-passo eletronicamente, se ele não estiver respondendo de modo adequado à mudança na minha freqüência cardíaca. A consulta leva menos de duas horas.

De Atleta a Paciente Cardíaca

Depois de tudo que passei, parece estranho eu nem ter percebido esse problema no coração até chegar aos 16 anos, como corredora pela Universidade St. John. Foi pouco antes de uma competição de atletismo. Eu simplesmente não me sentia bem. No momento em que entrei na pista, meu coração disparou. Era um batimento cardíaco instável, como se houvesse palpitações extras. Fiquei cambaleante, tonta e sem fôlego, mas pensei: "Eu estou bem. Isso vai passar". Continuei correndo e percebo agora que foi uma decisão estúpida. Mas eu precisava acreditar que era apenas resultado de nervoso e ansiedade.

Depois de terminar a segunda corrida, voltei para o que chamamos de "galpão". No caminho, minha mãe se aproximou e ainda me lembro dela olhando para mim com uma expressão terrível no rosto. Era um olhar do tipo "ó meu Deus". Passei por ela e sequer levantei os olhos para receber os parabéns. Tudo que eu conseguia fazer era segurar o peito e rezar para que pudesse chegar ao galpão sem desmaiar na frente de toda aquela gente. Sabia que ia desmaiar. A gente sente. E foi assim que eu desabei.

Eu me lembro de acordar no hospital e me perguntar: "Que diabos está acontecendo aqui?" Vi que minha mãe chorava e pensei: "Estou encrencada". Ela conversava com enfermeiras e médicos e ouvi sua pergunta: "O que você quer dizer com problema no coração? Pelo amor de Deus, ela tem 16 anos". Concluí: "Estou realmente encrencada". Essa é a cena de que me lembro com mais clareza.

Os médicos explicaram que a dor de garganta séptica e a febre reumática que me atacaram antes enfraqueceram meu coração. O dano não apareceu antes porque o coração não havia sido realmente testado, como na competição de atletismo. Creio que uma forma de explicar o que aconteceu é dizer que meu corpo e meu cérebro pediram ao coração para estar pronto para a ocasião e ele não conseguiu. Eu nunca havia feito um teste de estresse ou qualquer outro exame sério. Eu sentia que, embora tivesse nascido com prolapso da válvula mitral, se meu coração parecia estar funcionando direito, sem causar problemas, era melhor não tentar consertá-lo.

Pouco depois que saí do hospital e voltei para casa, minha mãe entrou no meu quarto toda agitada. Tinha um envelope na mão e agia como se fosse algum prêmio de consolação: "Você foi escolhida para competir no concurso Miss New York EUA!" Muito surpresa, quis saber como fui escolhida. Ela respondeu: "Bem, eu não sei... eles selecionaram você pelas fotos". Insisti que não queria participar do concurso, mas ela prosseguiu: "Você quer, sim, é claro que quer". Em seguida, ela me mostrou um belo vestido branco. Ao contrário do que o mundo acredita, minha família não era abastada. Na verdade, estava mesmo longe de ser próspera. Por isso, quando vi aquele vestido, imaginei que havia custado mais do que qualquer outra roupa minha. A etiqueta de preço mostrava uma quantia acima de 500 dólares, algo como 10 mil dólares, hoje, para mim. Fiquei impressionada. Perguntei onde a minha mãe o comprou, e ela citou o nome da loja mais cara de Union Turnpike. Eu quis saber: "Onde você conseguiu o dinheiro?" E ela desconversou: "Isso não é importante". Há algum tempo ela vinha economizando sem que meu pai soubesse, pois para ele o vestido seria uma compra fútil. Assim, quando me convenci de sua determinação, não discuti mais. Fui competir porque sabia que o concurso era muito importante para ela.

Eu já havia me formado no ensino médio. Entrei na faculdade com 15 anos. Era um daqueles geniozinhos que completam os estudos antes de todo mundo. Ingressei na Universidade St. John porque me consideraram apta para o segundo ano da faculdade. A única coisa que eu queria era concluir o curso. Essa era minha corrida. Tive sorte de conquistar essa vantagem inicial e tracei como objetivo ser a aluna mais nova a me formar na St. John. Mas, depois daquele dia na pista, não pude mais freqüentar as aulas regularmente. Então, com o tempo, passei a estudar em casa.

Da mesma forma que meus pais se preocupavam comigo quando eu era adolescente, meus três filhos se preocupam agora. Eles sabem que é preciso um grande motivo para eu ficar na cama. Se pego uma gripe e resolvo repousar por um dia, preciso tranqüilizá-los constantemente, dizendo que vou ficar bem. Mesmo assim, quando isso acontece, eles agem como três anjos da guarda rodeando meu quarto e procurando desculpas para entrar. Dizem que precisam me mostrar a lição de casa ou conversar sobre assunto importante. Posso ver o medo e a preocupação nos olhos deles.

Descobri que passar algum tempo com cada um dos filhos pode ajudá-los a amenizar a inquietação. Por exemplo: meu caçula sempre me faz ir a seu quarto para lhe dar um beijo de boa-noite e conversar alguns minutos, antes de dormir. Falamos de coisas que aconteceram com ele durante o dia e que foram difíceis de entender. Ele não abre mão desses encontros, mesmo que eu esteja de cama e com 39 graus de febre. Não penso que ele seja egoísta. Apenas se sente mais confortável para conversar quando está debaixo das cobertas e me vê sentada na cama. É só nesse momento que ele pode perguntar, sem medo ou constrangimento: "Mãe, você vai morrer?" E eu sempre o tranqüilizo: "Não, de jeito nenhum". Aí, ele finalmente pega no sono.

Meu defibrilador me permite uma vida plena e ativa como mãe e autora. E por causa dos problemas cardíacos que enfrentei não parto do princípio de que as coisas sempre serão do mesmo jeito. Acredito que cada dia deve ser desembrulhado como um presente especial. Meu coração doente me motivou a aproveitar ao máximo todos os dias. Cada um deles é precioso e não deve ser desperdiçado.

As Observações do Médico:
DEFININDO CARDIOMIOPATIA

MARTIN HANDLER, médico, F.A.C.C., Great Neck, Nova York

Quando atendi pela primeira vez Victoria Gotti, vi que seu coração apresentava um problema de ritmo. Além disso, o batimento cardíaco era rápido demais – bem acima da taxa normal de 60 a 100 batidas por minuto. Ela sentia palpitações.

Os problemas cardíacos de Victoria se originaram de um acesso de febre reumática que ela teve quando criança. A febre reumática ataca com mais freqüência jovens entre cinco e quinze anos, e é mais comum em mulheres do que em homens (não estamos muito certos do porquê). A bactéria entra no sangue pelas amígdalas infectadas. Há uma dor de garganta ou dor de garganta séptica. Como resultado da febre reumática, o coração de Victoria ficou fraco e não se contrai normalmente. Acontece que o coração é uma máquina de bombeamento e tem de ser 100% eficiente. Se alguém pretende enviar 100 gotas de água utilizando uma bomba hidráulica, precisa fazer com que todas as 100 gotas sejam empurradas para fora a cada ciclo da bomba. No caso do coração, 100 gotas de sangue devem ser impulsionadas a cada batimento cardíaco. Mas isso nunca acontece. A média é de dois terços, cerca de 67%. Qualquer volume acima da metade é considerado normal. Abaixo de 50% há uma anormalidade classificada como cardiomiopatia.

Cardiomiopatia é um termo genérico que se refere a vários tipos de doença cardíaca que interferem no bombeamento eficiente do sangue, alterando, em alguns casos, o ritmo do coração e levando a batimentos irregulares. Há duas categorias principais de cardiomiopatia: isquêmica e não-isquêmica. A cardiomiopatia isquêmica refere-se ao dano causado ao músculo do coração por doenças da artéria coronária, como o ataque cardíaco. A cardiomiopatia não-isquêmica pode ser dividida em três subcategorias: dilatada, hipertrófica e restritiva.

Na cardiomiopatia dilatada (congestiva), as fibras musculares do coração ficam enfraquecidas pela doença e a causa desse distúrbio nunca foi determinada. As fibras enfraquecidas fazem com que uma ou mais câmaras do coração se alarguem, o que enfraquece essencialmente sua capacidade de bombeamento. Para compensar esse enfraquecimento, o coração se alarga e se estica ainda mais. Além disso, como o sangue passa a fluir mais devagar pelo coração alargado, coágulos de sangue se formam com mais facilidade. Victoria Gotti apresentava um caso brando de cardiomiopatia dilatada.

A cardiomiopatia hipertrófica é rara e normalmente hereditária. Nesse estado clínico, o crescimento e o arranjo das fibras musculares são anormais, levando ao engrossamento das paredes do coração. Esse engrossamento reduz o tamanho da câmara de bombeamento, obstruindo freqüentemente o fluxo de sangue.

Por fim, na cardiomiopatia restritiva, os ventrículos se tornam rígidos e encontram dificuldade para se encher de sangue entre os batimentos cardíacos. Esse tipo de cardiomiopatia normalmente está relacionado a outra doença.

Há diversas opções de tratamento para os vários tipos de cardiomiopatia que vão desde mudanças no estilo de vida, passando por administração de remédios, intervenção cirúrgica e, em casos críticos, até transplantes de coração. ■

Vivendo com um Desfibrilador

Do tamanho de um *pager*, o desfibrilador é um dispositivo usado para monitorar a freqüência cardíaca. Quando o coração está batendo muito lentamente, ele funciona como um marca-passo e envia minúsculos sinais elétricos para que o órgão aumente a freqüência cardíaca. Quando o coração está batendo rápido demais, ou de forma desordenada, o desfibrilador emite um choque elétrico para restaurar o ritmo normal. Se seu médico lhe recomendou um desfibrilador, aqui estão algumas informações importantes que você precisa saber:

- O desfibrilador será implantado no lado esquerdo ou direito, próximo da clavícula (embora possa ser colocado também debaixo dela). Um ou dois fios são levados por uma veia até o coração e posicionados próximos de sua parede interna (chamada endocárdio). O procedimento leva cerca de uma hora.
- Você pode considerar seu desfibrilador como garantia no evento de uma arritmia perigosa. Uma freqüência cardíaca lenta ou rápida demais pode ser fatal, se não for controlada. Como os desfibriladores modernos têm capacidade de marca-passo, são capazes de normalizar a freqüência cardíaca automaticamente.
- Você portará uma carteira de identidade para mostrar ao pessoal de segurança dos aeroportos. Eles o afastarão dos detectores de metais para revistá-lo sem os dispositivos eletrônicos.
- Você precisará visitar seu médico para inspeções periódicas no desfibrilador (ou em muitos casos, hoje em dia, será necessário apenas colocar o telefone sobre um equipamento que é colocado

no desfibrilador, para coletar as informações). Se você precisar ir ao consultório para um check-up mais completo, um computador ligado ao dispositivo implantado coletará as informações para seu médico revisar. A vida útil da bateria também será analisada. Desfibriladores precisam ser removidos e substituídos de tempos em tempos. (Isso é feito no hospital e normalmente não exige que você passe lá mais que uma noite.)

- Evite a proximidade de máquinas de solda e de grandes geradores elétricos. E também procure não se encostar em motores em funcionamento, pois eles emitem um campo elétrico capaz de interferir no desempenho do desfibrilador. Pela mesma razão, evite ferramentas que funcionem a bateria.
- Mantenha seu telefone celular a pelo menos 15 centímetros de distância do desfibrilador e na extremidade do corpo oposta ao dispositivo.
- Você não vai poder se submeter a exames de ressonância magnética, mas não há problemas quanto à tomografia computadorizada.
- Esteja ciente de que depressão e sensações de dor física são comuns depois da realização de procedimentos médicos no coração. Lembre-se, no entanto, de que a implantação do desfibrilador se tornou uma rotina e que a maioria dos pacientes passa a levar uma vida normal e ativa.

— MARTIN HANDLER, *médico, F.A.C.C., Great Neck, Nova York*

DEAs: Quando os Segundos São Decisivos

Em 1989, Roger D. White, médico e diretor do Programa de Desfibrilação Inicial de Rochester, Minnesota, divulgou uma estatística que sugeriu uma oportunidade: quando uma ligação telefônica de emergência pede socorro médico, o carro da polícia normalmente chega um minuto ou pouco mais antes da ambulância. E, se a pessoa está sofrendo parada cardíaca súbita, esse minuto pode ser a diferença entre a vida e a morte. (A parada cardíaca súbita é um estado no qual o coração de repente pára de bater por causa de um mau funcionamento em seu sistema elétrico.) Então, em 1990, o dr. White deu início a um programa no qual policiais de Rochester seriam treinados para operar um desfibrilador externo automático (DEA), que seria levado nos carros de patrulha. Desde a implantação do programa, os DEAs foram também colocados em veículos de bombeiros.

Hoje, dúzias de pessoas estão vivas em Rochester como resultado da utilização dessa unidade de pouco mais de dois quilos, do tamanho de um livro de capa dura. O dispositivo transmite um choque elétrico que pára o ritmo caótico do coração, dando a ele uma chance de recuperar o ritmo correto. E cada vez em mais lugares dos Estados Unidos DEAs têm sido colocados em áreas onde há maior número de pessoas, incluindo aeroportos e aviões, estádios esportivos e prédios públicos. Em 2001, o Congresso Americano aprovou uma lei autorizando um programa de subvenção, para que estados e comunidades possam se candidatar ao financiamento para compra e colocação de DEAs em lugares públicos. Fundos de subvenção também podem ser usados para treinar as pessoas que são as primeiras a atender a um chamado de socorro médico, de modo que saibam usar o DEA e fazer ressuscitação cardiopulmonar.

O dr. White divulga o que todo mundo deve saber sobre DEAs e parada cardíaca súbita:

- Se você suspeita que alguém está sofrendo uma parada cardíaca súbita, cheque primeiro se a vítima não responde. Esse é o principal critério para pessoas leigas. A maioria das vítimas de ataque cardíaco permanece consciente e alerta. Vítimas de parada cardíaca súbita não mostram nenhum sinal evidente de vida.
- Depois de determinar que a pessoa está sofrendo uma parada cardíaca súbita, não ligue primeiro para um amigo ou membro da família. Ligue imediatamente para a emergência, porque a chance de sobrevivência diminui de 3% a 10% para cada minuto entre o colapso e o primeiro choque do DEA. Nossos estudos indicam que a sobrevivência é bem mais provável se o primeiro choque do DEA for administrado dentro de 5-6 minutos após o recebimento da ligação pela emergência. Se o choque do DEA for administrado 6-7 minutos ou mais, depois do telefonema, a sobrevivência é bem menos provável. É uma diferença de apenas um minuto para determinar quem provavelmente sobreviverá.
- Estima-se que 250 mil pessoas sejam vítimas de parada cardíaca súbita todos os anos. Desse número, cerca de 40% a 50% são encontrados pelo serviço de emergência sofrendo fibrilação ventricular – que é o tipo mais comum de causa de parada cardíaca no momento do colapso e é o único tipo de arritmia cardíaca tratável com o choque de um DEA. As outras causas de parada cardíaca são chamadas assístole (o coração não tem atividade

148   O Diagnóstico

elétrica) e atividade elétrica sem pulso (há uma atividade elétrica, mas não é tratável com um choque de desfibrilação).

- De 1985 a 1990, a taxa de sobrevivência após a fibrilação ventricular era de 28% a 30%. Depois de 1990, quando treinamos a polícia no uso do DEA e aumentamos o número de viaturas com desfibriladores, a taxa de sobrevivência subiu para 40% (e para 45% se a parada cardíaca ocorreu quando havia uma pessoa próxima para auxiliar).

- Aprenda a fazer ressuscitação cardiopulmonar. Os DEAs não substituem a ressuscitação cardiopulmonar, que deve ser iniciada imediatamente após a vítima entrar em colapso. A ressuscitação cardiopulmonar ajuda a manter o sangue fluindo para o coração e para o cérebro e aumenta a chance de uma desfibrilação bem-sucedida.

— ROGER D. WHITE, *médico, Clínica Mayo, Rochester, Minnesota*

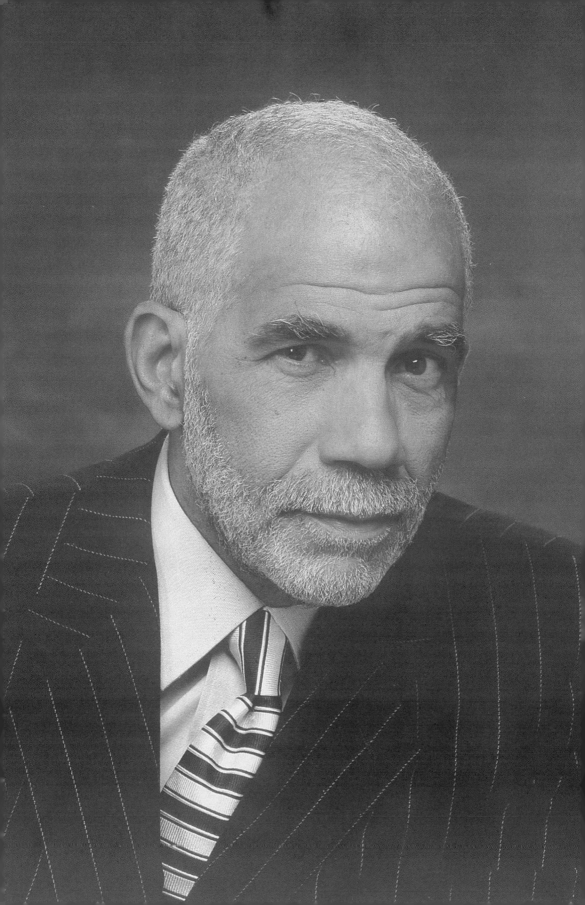

ED BRADLEY

Ed ganhou 18 prêmios Emmy, um prêmio Peabody e incontáveis outros reconhecimentos por seu trabalho em jornalismo. Atualmente está completando sua 23ª temporada no 60 Minutes e sua 11ª temporada apresentando o programa da NPR Jazz from Lincoln Center. Foi no 60 Minutes que Bradley, então com 62 anos, entrevistou vários pacientes que passaram por operações cardíacas desnecessárias. Mal sabia ele que dois meses mais tarde, em abril de 2003, teria de sofrer uma cirurgia de revascularização miocárdica com implante de 5 pontes que salvaria sua vida.

"Considero importante não ter nenhuma resistência quanto a buscar o apoio da família e dos amigos na hora de enfrentar uma crise de saúde."

Enquanto me recuperava de uma cirurgia de revascularização miocárdica com implante de 5 pontes, durante o verão de 2003, assisti à reprise de uma reportagem do *60 Minutes* que fizemos sobre pacientes que passaram por cirurgias cardíacas desnecessárias. Durante a matéria, ouvi o sujeito que entrevistei falar que se sentia como uma truta aberta, da qual alguém retirava as vísceras. Confesso que na época da entrevista não consegui entender direito a analogia, mas, assistindo à reprise naquele domingo à noite, percebi exatamente o que ele queria dizer.

No final de fevereiro de 2003, comecei a sentir uma dor aguda no lado esquerdo do peito. Meu médico a diagnosticou como refluxo gastro-esofágico e receitou alguns remédios que não fizeram efeito. Como as dores persistiam, ele prescreveu outros medicamentos. Esse fato ocorreu um pouco antes da guerra do Iraque, e logo depois fui enviado para o Oriente Médio. Continuei tomando o remédio, mas as dores no peito se manifestavam à noite. Enquanto estava na Jordânia e em Israel, elas eram persistentes e algumas vezes agudas. Pensando ainda que se tratava de refluxo gastro-esofágico, procurei jantar mais cedo e evitar certas comidas. Acabei comentando com os colegas, pois trabalhávamos juntos até tarde da noite e a dor sempre se manifestava. Eles sugeriam diferentes tipos de comida, e conversávamos sobre o que eu poderia tomar ou fazer para aliviar a dor, mas ninguém (incluindo eu) pensou que talvez ela não fosse conseqüência de um refluxo.

Diagnóstico: Não Vá Embora Daqui

Ao voltar aos Estados Unidos, fui a um especialista e fiz uma endoscopia que eliminou a possibilidade de refluxo gastro-esofágico. Voltei ao meu médico, que levantou a hipótese de angina. Ele me deu alguns comprimidos de nitroglicerina para colocar debaixo da língua sempre que sentisse a dor. Também me recomendou um teste ergométrico.

Como a dor se tornava cada vez mais freqüente, resolvi fazer todos os tipos de exames cardiológicos. Pedi a várias pessoas de confiança (incluindo médicos e fontes médicas) o nome de dois ou três profissionais de mais destaque na profissão. O dr. Valentin Fuster, da Escola de Medicina Mount Sinai, e o dr. Wayne Isom, da Faculdade Médica Weill Cornell, apareceram em todas as listas. Quando me tratei de glaucoma no Mount Sinai, conheci um médico. Liguei para ele e perguntei o que sabia sobre o dr. Fuster. Ele me respondeu: "Você não encontrará ninguém melhor".

Marquei uma consulta com o dr. Fuster e ele, depois de fazer alguns testes comigo em seu consultório, recomendou que eu fizesse um cateterismo cardíaco. Também me alertou que havia uma boa chance de ser necessária uma angioplastia. Patrícia, que em breve seria minha esposa, estava comigo e insistiu para que eu procurasse uma segunda opinião. Mas, quando argumentei com o dr. Fuster sobre essa possibilidade, ele disse que para mim era arriscado demais deixar o hospital.

Cheguei pensando que ia me encontrar com um médico, ter uma conversa, receber uma prescrição e ir para casa. Tinha acabado de voltar de New Orleans na noite anterior (fora o primeiro fim de semana da *Jazz Fest*, e eu estava planejando voltar para o segundo). Meu primeiro pensamento foi: "Preciso de algum tempo para pensar. Não dá para simplesmente ouvir que preciso passar por algum tipo de procedimento e que não posso nem mesmo deixar o hospital". O dr. Fuster ofereceu uma pequena sala a Patrícia e a mim, e conversamos sobre o que devíamos fazer, além de telefonar para alguns amigos. Finalmente decidi me submeter ao tratamento, não sem antes fazer alguns questionamentos.

Bombardeei o dr. Fuster com várias perguntas. O que envolve um exame de cateterismo cardíaco? Qual sua desvantagem? Fiz com que ele me explicasse todos os riscos. Indaguei mais: "Você está certo de que não há outra alternativa?" Depois que tudo foi respondido, prepararam-me para o cateterismo.

Creio que não devia ter ficado surpreso com meu problema cardíaco. Como minha mãe enfrentara um acidente vascular cerebral, provavelmente havia alguma base hereditária para o meu caso. Eu mesmo sofrera um pequeno acidente vascular cerebral alguns anos antes, mas tive sorte de não ficar com nenhuma seqüela, como ter de mancar ou ser vítima de paralisia parcial, que algumas vezes são associados ao acidente vascular cerebral. O fato aconteceu quando eu estava de férias e não foi nada dramático. Na verdade, a única mudança foi que minha visão ficou diferente, o que me levou ao médico depois de um dia ou dois. Aí eu soube do diagnóstico: acidente vascular cerebral.

Quanta Diferença um Dia Faz

Os médicos vieram fazer o cateterismo acreditando que provavelmente eu precisaria fazer uma angioplastia. Mas, quando realizaram o exame, descobriram que o ramo principal da minha coronária esquerda estava com uma obstrução de 80%. O dr. Fuster me informou que eu precisaria fazer uma cirurgia de revascularização miocárdica e ela foi rapidamente agendada para a manhã seguinte. Acontece que eu havia sido anestesiado para o cateterismo e não me lembro da conversa, mas sei que ela ocorreu. O dr. Fuster chamou o dr. Isom ao hospital para examinar o resultado do exame e ele concordou que eu realmente precisava fazer a cirurgia.

O que assusta de verdade são os detalhes. Por isso, decidi que não queria saber mais nada sobre a cirurgia. Pensei: "Vamos apenas acabar com isso logo de uma vez". Ainda assim, não dormi muito bem naquela noite. Uma unidade coronariana é muito barulhenta – há uma porção de máquinas fazendo som de bips e enfermeiras andando de um lado para o outro. Além disso, eu me sentia ansioso quanto ao que aconteceria pela manhã. Estava ciente dos riscos da operação. Havia a chance de um infarto agudo do miocárdio ou de um acidente vascular cerebral, e qualquer um deles podia ser grave. Ainda assim, por mais ansioso que eu me sentisse, sabia que não tinha nenhum controle sobre nada. Por isso, simplesmente me entreguei: "Estou nas mãos de dois especialistas: o dr. Fuster, cardiologista, e o dr. David Adams, cirurgião. Então, vamos em frente".

Na manhã seguinte, tenho uma lembrança de ter sido conduzido de maca para fora do quarto e de ter ficado esperando em algum lugar, antes de me levarem para a sala de operação. O próximo fato de que me lembro foi acordar na recuperação. Olhei ao redor e vi Patrícia. Acho que ela notou a pergunta em meus olhos e me tranqüilizou, dizendo que eu não tivera um infarto nem um acidente vascular cerebral durante a cirurgia. Correu tudo bem.

Durante as primeiras horas depois de acordar, comecei a pensar que nunca havia sido hospitalizado antes, com exceção de uma vez, quando criança, para fazer uma operação no joelho. Eu nunca havia sequer ficado doente de verdade. Tanto que, quando peguei uma gripe há alguns anos, até comentei com alguém que isso não acontecia desde 1956. Naquele dia, no hospital, comecei a me perguntar: "Como isso aconteceu comigo?" Eu comia bem, controlava o peso, me exercitava regularmente e não fumava havia mais de 20 anos. Meu colesterol bom estava alto e meu colesterol ruim estava baixo, e eu não parava de indagar: "Por quê?" A resposta que me veio apontava dois motivos em um: boa parte do problema era provavelmente devido ao fator hereditário associado ao estresse, resultado de muito tempo trabalhando como âncora e repórter investigativo.

A Caminho da Recuperação

Devido a um quadro de embolia pulmonar, acabei ficando mais tempo no hospital do que um paciente revascularizado fica em média. Três dias depois da cirurgia, os médicos descobriram que algo estava errado. Eu tinha dificuldade em respirar, mas pensei que devia ser porque meu peito acabara de ser aberto e, nos últimos dias, muitas coisas iam mal. Os médicos me informaram que iam inserir em mim algo como uma rede capaz de pegar os coágulos. Explicaram que era um procedimento rápido e que eu não precisaria de anestesia.

Acredito que superei a cirurgia e suas complicações porque estava forte, tanto física quanto mentalmente, quando fui para o hospital. Além disso, tive muito apoio de amigos e da família, a começar por Patrícia. Eu não conseguiria passar por tudo isso sem ela ao meu lado. Acho importante não ter nenhuma resistência quanto a buscar o apoio da família e dos amigos na hora de enfrentar uma crise de saúde. Patrícia e sua irmã estavam no hospital comigo todos os dias, e tanto o que elas disseram quanto sua presença no quarto fizeram a diferença. Amigos de toda uma vida vieram da Filadélfia e dois deles chegaram da África do Sul. Eles iam ao hospital e apenas se sentavam comigo, faziam-me companhia e comíamos juntos. Também as flores, os cartões e os votos de melhoras que chegaram realmente me tocaram, pois significavam que havia pessoas espalhadas por aí querendo me ajudar a superar tudo aquilo.

Fui liberado do hospital depois de uns 12 dias. A volta para casa foi difícil, a partir do momento em que me tiraram da cadeira de rodas. Sair do carro e entrar no apartamento foi uma verdadeira luta.

No começo, eu andava dentro de casa três ou quatro vezes por dia, e cada uma delas era um grande esforço. No primeiro dia em que fui capaz de sair para uma caminhada, andei um quarteirão, antes de voltar para casa. Era o quanto eu conseguia me mover. Ainda assim, tive uma sensação boa que significou muito, pois consegui andar mais do que aqueles passos contados no apartamento. E percebi que a recuperação seria uma longa estrada. Quando cheguei ao ponto de poder caminhar alguns quilômetros pelas ruas de Nova York ou por Long Island, próximo de Sag Harbor, senti como se tivesse alcançado algo. O dia estava quieto, não havia carros e tudo era tranqüilo.

Aprendi que é importante ser paciente consigo mesmo durante a recuperação e concentrar-se nos pequenos ganhos conquistados a

cada dia. Além de fazer minhas caminhadas, contratei um fisioterapeuta para me ajudar com exercícios que pudessem me fortalecer.
Preferi essas atividades a freqüentar as aulas de reabilitação cardíaca que os pacientes têm no hospital.

Pessoas queridas me enviaram uma porção de CDs, e toquei
muitos deles, enquanto me recuperava. Ouvi Duke Ellington, John
Coltrane, Miles Davis, Ella Fitzgerald, Billie Holiday e outros artistas
com quem cresci. Eu estava voltando às minhas raízes do jazz.

Com bastante calma, retornei ao trabalho. Primeiro, três dias
por semana, depois quatro. Só no final de setembro de 2003 é que
enfrentei a primeira viagem de carro para fazer uma reportagem. À
medida que comecei a conversar com as outras pessoas sobre minha experiência, fiquei surpreso de saber quantas haviam passado
pelo mesmo processo e como eram suas vidas. Mesmo no meu escritório encontrei pessoas que viveram situações como a minha,
sem que eu soubesse. Conversar com elas reforçou minha crença
de que tudo aquilo precisava simplesmente ser superado e que a
recuperação não viria de uma só vez. Estou a caminho da recuperação total e, quando chegar lá, serei mais saudável do que antes.

Olhando para trás, vejo que a coisa mais surpreendente para
mim foi o fato de que tudo veio do nada. Em retrospecto, posso
ver que a dor no peito era um sinal de alerta que eu atribuía à azia
e ao refluxo gastro-esofágico. Nesse sentido, não tive um aviso. Por
essa razão, quando o dr. Fuster disse: "Creio que você não deve
deixar o hospital", foi um choque para mim. Um choque total.

Passar por uma cirurgia cardíaca deixa você muito mais consciente de sua mortalidade, assim como da mortalidade dos outros. Se
você raramente fica doente, começa a pensar que a vida é sempre
assim. Mas, quando passa por algo tão grave, ganha uma visão mais
profunda e percebe a importância de aproveitar ao máximo cada dia.

As Observações do Médico:
NÃO HÁ NINGUÉM VIP NO TRATAMENTO CARDÍACO

VALENTIN FUSTER, médico, Ph.D., ex-presidente da Associação Americana do Coração, presidente eleito da Federação Mundial do Coração e diretor do Instituto Cardiovascular da Escola de Medicina Mount Sinai na cidade de Nova York.

Eu nunca havia encontrado Ed Bradley, antes de ele vir ao meu consultório, mas claro que sabia quem ele é. Ele chegou no final do dia, me falou dos sintomas que sentia e os interpretei como sendo angina. Nem pensei em teste ergométrico. Simplesmente lhe pedi que fizesse alguns exercícios abdominais na sala de exame. Esses exercícios podem parecer primitivos, mas são um bom recurso que utilizo. Às vezes, peço para o paciente subir alguns lances da escadaria do prédio, quando não é possível fazer um pedido de testes, às seis da tarde de sexta-feira, por exemplo. Como médico, aprendi a usar o que está disponível.

Enquanto Ed fazia os abdominais, pude ouvir o que chamo de sons extras do coração. Era óbvio que havia algo errado. Normalmente, há dois sons: um quando o coração se contrai e outro quando a válvula se fecha. Eu ouvi três sons e isso, no meu entendimento, significa que o músculo do coração está em sofrimento. Foi quando lhe comuniquei que ele não podia ir para casa. Em sã consciência, eu não podia esconder que havia problema.

Examinando seu histórico médico, descobri que ele tinha o que chamamos de estado pró-trombótico, no qual o sangue tem tendência a coagular e a causar embolias pulmonares. Os coágulos, em sua maioria, são liberados da perna e viajam pelas veias até o pulmão. Se não forem tratados, podem ser fatais. O fato de Ed apresentar esses problemas não era um impedimento, mas certamente significava um risco.

Duas horas mais tarde, fizemos um cateterismo cardíaco e descobrimos que o tronco da coronária esquerda estava quase fechado. Pedi ao dr. Isom para vir ao nosso hospital fornecer uma segunda opinião sobre a necessidade de Ed passar por uma cirurgia de revascularização miocárdica. Ele concordou que ela precisava ser feita e logo. Quando eu disse a Ed que a cirurgia era necessária, ele perguntou quem poderia fazê-la e recomendei o dr. David Adams, que é absolutamente maravilhoso. Ed teve dúvidas: "Bem, eu não sei, não me sinto bem em relação a isso". Eu podia entender sua hesitação: eu havia acabado de convencê-lo a fazer um cateterismo e agora tentava persuadi-lo a se submeter a uma cirurgia de revascularização miocárdica.

O caso era de alto risco em todos os aspectos. Se Ed tivesse deixado o hospital, havia uma forte possibilidade de não sobreviver, por causa da artéria obstruída. Se ia ter coágulos ou não, durante a cirurgia, era um fato secundário. O homem apresentava uma obstrução no tronco da coronária esquerda e essa era a questão mais importante no momento. Não fizemos nada de diferente durante a cirurgia de revascularização, como resultado desse estado pró-trombótico. Se você administra anticoagulantes de maneira agressiva, pode ter um paciente sangrando no local da incisão. Ed passou muito bem pela cirurgia. Mas, durante todo o procedimento, ficamos atentos a quaisquer problemas potenciais que viessem a ocorrer como resultado da tendência de seu sangue para coagular.

No terceiro dia pós-operatório, Ed teve dispnéia (falta de ar). Nós imediatamente suspeitamos de uma embolia pulmonar e fizemos uma tomografia computadorizada, exame de imagem utilizado para o diagnóstico da embolia pulmonar. Fomos capazes de detectar o coágulo bem rápido. Ele estava se originando na veia cava inferior, que leva o sangue dos membros inferiores ao coração. Nossa meta era impedir um segundo coágulo. Então, implantamos uma barreira, algumas vezes chamada de "rede" ou "guarda-chuva". O procedimento é feito com o paciente na cama.

Se há algo a ser aprendido com esse caso é o fato de que os médicos e pacientes precisam perceber que todos os pacientes devem ser tratados da mesma maneira. Deixei claro para Ed que ele era como qualquer outra pessoa, assim como seria meu irmão ou minha irmã. Não há personalidades VIPs no tratamento cardíaco. Se eu permitisse que Ed fosse para casa naquele dia, levando em consideração quem ele é e ponderando sua agenda cheia de compromissos, podia ter tomado uma decisão fatal. ■

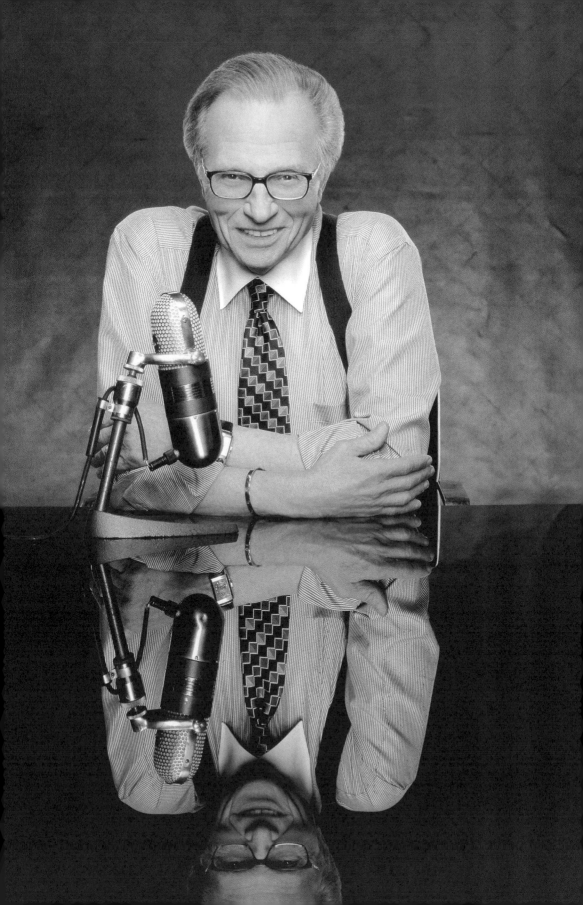

PARTE TRÊS

Recuperação a Curto Prazo

"A primeira riqueza é a saúde."
— **Ralph Waldo Emerson,**
The Conduct of Life

Levou um tempo até eu entender que alguém falava comigo. "Sr. King?" Era uma voz de mulher. "A cirurgia terminou. São 6 horas da tarde. Um tubo está respirando pelo senhor e ele será retirado em uma hora. O senhor passou por uma cirurgia de revascularização, com implante de cinco pontes. Foi tudo bem."

Mesmo grogue, eu tinha certeza de que podia ligar todos os pontos. Sabia o que havia acontecido e tinha consciência de que ainda estava longe de um final feliz. Pensei em Duke Snider, o ex-Brooklyn Dodger, me dizendo que sua cirurgia cardíaca tinha sido fácil "com exceção do tubo". Como resultado da observação de Duke, sentia-me tão temeroso pela remoção do tubo quanto me sentira em relação à cirurgia. Mas quer saber de uma coisa? Não foi tão ruim. Quer saber de outra? O medo e a ansiedade que o acompanham são piores do que a cirurgia.

De manhã, já sem "o tubo", eu me sentia melhor, enquanto assistia à televisão. Meu agente, Bob Woolf, apareceu na porta entreaberta e anunciou: "Tenho uma surpresa para você!" Pensei que fosse Joe DiMaggio. Mas ele escancarou a porta e Angie Dickinson entrou. Parece que o bate-papo foi bom, embora breve, mas não tenho certeza porque não parava de cochilar. Sei que Phil Donohue subiu pelas escadas, pois os elevadores pararam de funcionar, e talvez a conversa tenha sido boa também, mas não me recordo. Sim, caí no sono outra vez.

Por todo o quarto havia cartões, flores e cartas de encorajamento de tudo quanto era lugar. Mario Cuomo, então governador de Nova York, mandou um bilhete: "Cinco pontes no coração? Um farmacêutico no Queens faz isso todo dia". Rir foi uma coisa que aprendi a temer durante minha recuperação. Doía muito e eu acabava colocando um travesseiro sobre o peito, quando alguma visita ameaçava contar piadas. Art Buchwald era uma dessas pessoas temidas por mim. Logo no primeiro telefonema ele já começou:

"Cinco pontes no coração? Larry King precisa ser sempre o centro das atenções. Então vai e faz logo cinco. Agora todo mundo vai ter de prestar atenção." Você quer saber? Rir era dolorido, mas ajudou. E, com esse círculo de amigos sempre prontos a oferecer uma valiosa contribuição, comecei a me sentir melhor. Alguém uma vez me disse: "Aquele que ri, dura". Penso que há um fundo de verdade nisso.

Conforme os dias passavam, eu me tornava ciente da força que ganhava. A recuperação era rápida e eu não podia esquecer como me sentia bem a cada programa de televisão, refeição, jornal e, é claro, a cada cochilo. Ficar deitado em uma cama de hospital me deu tempo para pensar sobre muitas coisas. Uma delas era que, se eu tivesse de fazer a operação de novo, não tentaria adiá-la na esperança de que fosse encontrada a cura ou que a cirurgia pudesse ser substituída por uma pílula. Passei três meses sem fazer nada além de *pensar* nisso. Da próxima vez, vou parar com todas as razões de *porque eu não posso* e me concentrar em *quando eu posso*. É preferível passar o tempo assim.

Para mim, era importante provar que eu ainda podia participar. Eu não estava de jeito nenhum suficientemente em forma para me sentar frente a uma câmera por uma hora. Por sorte, era bastante inteligente para saber isso. Mas precisava mostrar a mim mesmo que ainda existia um "lá" fora do hospital. Assim, poucos dias depois da cirurgia, fiz uma entrevista por telefone, ao vivo, com uma hora de duração, com Jim Bohannon, que me substituía no meu programa de rádio de fim de noite. E eu me peguei dizendo pela primeira vez: "Você sabe, não é tão ruim quanto eu imaginava". Mas, depois que as palavras saíram, parei e pensei: "O que você acabou de dizer?" A verdade é que o dr. Isom estava certo. Uma vez que você passa pela cirurgia e começa a prestar atenção em andar de novo, em ler um jornal, e desata a ficar irritado com tudo que existe para irritá-lo, a recuperação é rápida. Eu estava provando a mim mesmo que ainda podia fazer as mesmas coisas de antes. E, lentamente, ficava mais confiante de que isso aconteceria tão logo saísse do hospital. Participar do programa foi importante para mim, e receber ligações de todo o país foi, digamos, medicinal.

Naquela mesma noite, uma mulher estava na cama de outro hospital de Nova York ouvindo o programa de rádio. Ela ia passar por uma cirurgia de revascularização miocárdica no dia seguinte. E, ao me ouvir falar sobre o Hospital New York e sobre o dr. Isom e seu chapéu de caubói, concluiu que, se eu tinha passado bem pelo procedimento, o mesmo aconteceria com ela. Mas em seguida decidiu que sua cirurgia seria feita no hospital onde eu estava e que o dr. Isom a operaria. Então, saltou da cama, pegou suas coisas, entrou no elevador, seguiu até o térreo, fechou a conta e saiu – contra a orientação do hospital – e tomou um táxi até o Hospital New

York. Na recepção, contou por que estava lá e disse que não iria embora. Eles a aceitaram. Naquela mesma manhã, o dr. Isom a atendeu, revisou seus boletins médicos e concordou que ela necessitava da cirurgia, que foi realizada um dia depois. Quando me preparava para sair do hospital, o dr. Isom me contou sobre a nova paciente e as circunstâncias que a levaram a ele. Pedi uma gratificação pelo negócio, mas ele recusou. Tudo bem. Eu estava feliz de ir embora.

Os pacientes que se recuperam de um infarto agudo do miocárdio ou de uma cirurgia de revascularização miocárdica são encorajados a freqüentar aulas de reabilitação cardíaca. Admito que relutei em aceitar. Mesmo assim, tanto depois do infarto cardíaco como após a cirurgia de revascularização miocárdica, assisti às aulas. Mas, depois que fui liberado, dei todas as desculpas possíveis para não ter de aparecer na reabilitação. Insisti muito naquela que todo mundo usa: falta de tempo. É a maior balela, mas tenho a dizer em minha defesa que botar a mão na massa foi a melhor reabilitação que eu podia ter. Como já comia bem, havia parado de fumar e me exercitava regularmente, não queria ficar ouvindo algo que já sabia. Agora sei que teria aprendido muito mais se tivesse assistido às aulas. Mas, em minha defesa (de novo), posso dizer que cada um lida com a recuperação de um jeito diferente. A meta é conquistar um modo mais saudável de viver. Eu estava empenhado nessa tarefa. Fim de papo.

Eu havia sido avisado sobre a depressão e o potencial para explosões emocionais súbitas, que podiam vir do nada. Aconteceu no vôo para Miami, depois da cirurgia. Eu simplesmente comecei a chorar em algum lugar sobre a Carolina do Sul. A comissária de bordo veio até mim, mas não consegui dizer a ela que na verdade eu estava bem. Fiquei entre lágrimas até a Geórgia. E havia momentos em que apenas me sentia deprimido. Tudo ia bem na minha carreira, mas durante meus passeios eu me sentia melancólico. Certa vez, quando alguém perguntou o que havia de errado, respondi: "Nada. Só perdi o ânimo". Isso encerrou a conversa. Felizmente, a tristeza e o choro não duraram, mas, quando aconteciam, ficava difícil tentar explicar que eram apenas o resultado de minha cirurgia cardíaca recente.

Mesmo agora, quase 17 anos depois de ter passado pela experiência (e há uma chance de eu precisar de cirurgia de novo, porque uma ponte cardíaca não dura para sempre), sempre fico atento a qualquer dorzinha ou falta de fôlego. Alguns anos atrás, acordei com um formigamento penetrante na parte de cima da orelha. Liguei para um especialista em Beverly Hills e marquei uma consulta imediatamente, já preparado para as más notícias. O médico me examinou a cabeça e o pescoço cuidadosamente, enquanto eu lhe explicava que devia haver uma artéria, talvez indo do coração ao cérebro, possivelmente bloqueada, agora, quem sabe, na orelha (?). O médico concluiu o exame, olhou muito sério para mim e sentenciou: "Larry, seus óculos estão apertados". A dor sumiu depois de 30 segundos, tempo suficiente para o garoto da loja de óculos, com um *piercing* no nariz, ajeitar a armação. Deixe-me colocar desta forma: a partir do momento em que você deixa o hospital, convém ficar sempre atento a possíveis sinais de aviso. Isso é muito importante. E qualquer médico vai lhe dizer algo parecido. Provavelmente seja embaraçoso também, mas, sinceramente, não estou nem aí. Se você vai se enganar, ir ao médico é um dos melhores enganos que você pode cometer.

Em uma das muitas conversas com o dr. Isom, desde nosso primeiro encontro em 1987, perguntei a ele como a cirurgia de revascularização miocárdica seria feita no futuro. Embora sem descartar a pílula ou a cura, ele me disse que a cirurgia já está sendo realizada com o uso da robótica, por meio de três pequenos buracos no peito do paciente. Caramba, sou um pioneiro – junto com milhões de outras pessoas que passaram por esse procedimento, desde que ele foi realizado pela primeira vez nos Estados Unidos, na Clínica Cleveland, em 1967. (A primeira cirurgia de revascularização miocárdica havia sido feita em Leningrado, três anos antes.) Hoje, mais de 375 mil operações de revascularização cardíaca são realizadas todos os anos. O dr. Isom comenta que explica aos pacientes que é sempre melhor conhecê-lo socialmente do que profissionalmente. "Infelizmente, quando me procuram, o cavalo já está fora da baia. Precisamos consertar a cavalariça e manter o animal lá dentro." Ao refletir sobre o passado, facilmente posso ver como a maioria dos meus problemas se desenvolveram – herança genética e estilo de vida. Captei a mensagem. O cavalo vai permanecer na baia.

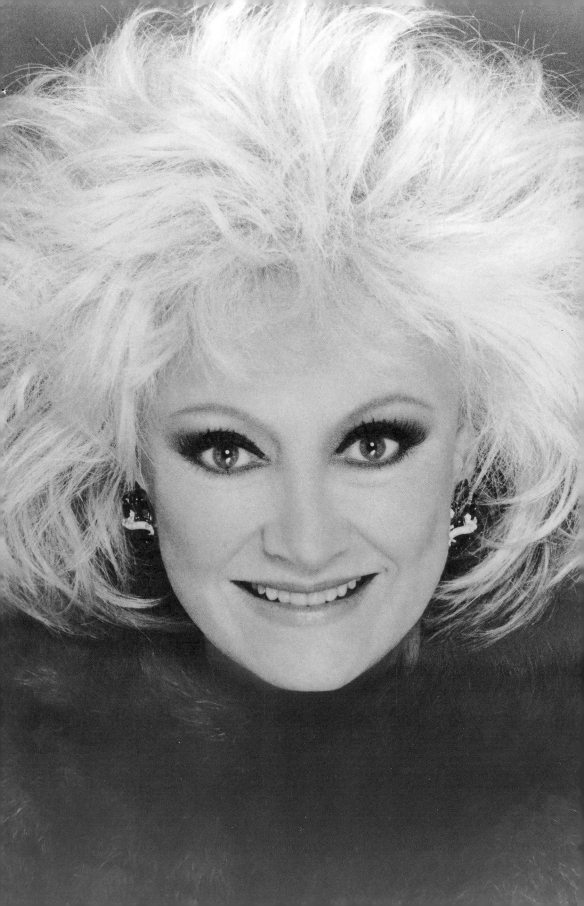

PHYLLIS DILLER

Ela foi uma das primeiras mulheres a fazer comédia de palco e, embora esteja oficialmente "aposentada" da arte de fazer rir, sua gargalhada inconfundível e suas piadas, contadas uma atrás da outra como rajadas de metralhadora, nunca descansaram. Aos 86 anos, Phyllis estreou no Purple Onion de São Francisco e, mais tarde, fez uma turnê com Bob Hope durante os especiais de Natal para as Forças Armadas. Mas, por algum tempo, em 1999, uma arritmia cardíaca deu o ar da graça e Phyllis ficou séria.

"A melhor coisa para um paciente com problemas cardíacos é a felicidade (...) Estou sempre desfrutando de cada minuto da minha vida e sempre me divertindo."

Eu estava brava. Deitada em uma cama de hospital e brava com os médicos. Todos aqueles tubos em mim. E aquele gotejamento incessante do soro fisiológico.

Eu não podia me mover, nem fazer nada sozinha, por isso ficava deprimida. Sempre dormi com uma daquelas máscaras para evitar a claridade – você sabe, aquela coisa preta que a gente coloca sobre os olhos. Adquiri esse hábito durante as turnês para poder dormir até o meio-dia, já que ficava acordada a noite toda me apresentando em Las Vegas e em todos aqueles shows. No hospital, raramente tirei minha máscara de dormir, mesmo quando estava acordada. Os médicos ficavam lá, de pé, falando comigo, e eu não os olhava, pois estava com raiva deles.

A primeira vez que pensei em meu coração foi aos 20 anos. Estávamos em 1937 e eu fui a um médico em Lake Tahoe, para uma consulta relacionada ao seguro para o meu trabalho. Ele me disse que eu tinha um sopro no coração. Aparentemente ele estava comigo a vida toda, mas só naquele momento fiquei sabendo do problema. Não tomei nenhuma providência, só prossegui levando a vida e fazendo as pessoas rirem.

Não percebi nada de errado com minha saúde, até me sentir mal durante uma festa, em 1999. Não conseguia saber exatamente o que era – não havia nenhuma náusea, indigestão, dor de cabeça, dores – só não me sentia eu mesma. Estava esperando no corredor e desejando que a pessoa com quem eu havia saído se apressasse e me levasse para casa; e logo percebi que não conseguia ser eu mesma... Você sabe, feliz, divertida e cheia de satisfação. Meu desejo era voltar para casa.

No dia seguinte, fui a um compromisso, logo cedo, em *The Bold and the Beautiful*, onde faço uma aparição especial como Gladys Pope. Eu conhecia a estrutura do estúdio, pois já havia feito o mesmo trajeto muitas vezes. Mas estava sozinha naquela manhã, andando pelos corredores da CBS, e fiquei confusa. Não conseguia encontrar o elevador certo e o andar certo, e ficou difícil achar o departamento de maquiagem. Percebi que simplesmente não estava me sentindo muito bem. Por isso, os produtores refizeram logo a programação e gravaram minha participação mais cedo do que o planejado, para que eu pudesse voltar para casa.

Minha médica disse que essa desorientação era provavelmente causada por algo que ela chama de "uma redução do débito cardíaco". Ela explicou dessa forma: o coração precisa bombear sangue suficiente para os órgãos vitais, em particular para o cérebro, de maneira que eles possam realizar suas funções normalmente. Mas meu coração estava provavelmente batendo tão lentamente que não chegava sangue suficiente ao meu cérebro. E, quando o cérebro não recebe nutrição e oxigênio suficientes, você fica desorientado.

Naquela noite, meu coração começou a bater 150 vezes por minuto. Sei disso porque contei minha pulsação. Ele permaneceu nesse ritmo por muitas horas e fiquei preocupada. É como afundar o pé no acelerador até fim, sem mover o carro. Às 3 da manhã, decidi que precisava fazer algo, pois a pulsação continuava acelerada. Eu não queria incomodar ninguém, o que, percebo agora, foi um erro. Devia ter ligado para minha filha, que morava a apenas 30 quilômetros de distância. Mas chamei um táxi. O motorista me levou para o pronto-socorro de um hospital próximo. Assim que entrei lá, percebi que ia desmaiar.

O estranho era que eu sabia de tudo que acontecia. Antes de perder os sentidos, sabia que ia desmaiar. Toda vez que isso acontecia, tinha certeza de que ia "bater as botas" e pensava: "Chegou minha hora, tchau, tchau". De repente, não vi nenhuma luz branca no fim do túnel. Tudo apenas escureceu. Fui trazida de volta por alguém que me fez respiração boca-a-boca e me aplicou golpes no peito. Mais tarde, soube que meu coração havia parado.

Fiz um cateterismo cardíaco que revelou algumas obstruções arteriais leves, nada muito grave. Fui levada para a UTI e me lembro das enfermeiras me monitorando constantemente. O diagnóstico revelou uma insuficiência cardíaca congestiva e comecei a tomar vários remédios controlados.

Demorou para minha pressão sanguínea e meu ritmo cardíaco se estabilizarem. Durante esse tempo, desenvolvi uma infecção na bexiga, provavelmente pelo uso prolongado de um cateter, de acordo com meu médico. Por causa disso, tive de esperar três semanas para colocar um marca-passo. (O médico avisou minha família que uma infecção na bexiga, ou em qualquer outra área, poderia conduzir a infecção para o marca-passo, pela corrente sanguínea, o que eventualmente colocaria minha vida em risco).

Durante boa parte do começo de minha recuperação, fiquei muito fora de mim, a ponto de nem perceber quando alguém ia me visitar no hospital. Quero dizer, não havia ninguém "em casa".

Meus preciosos amigos ligavam todos os dias e minha filha os mantinha informados dos acontecimentos. Eu não estava realmente ali.

Depois que me estabilizei e coloquei o marca-passo, a raiva e a depressão começaram a se estabelecer em mim. Passei a sentir raiva do que havia acontecido comigo e de ser forçada a ficar deitada ali com todos aqueles tubos enfiados em mim. E me sentia incrivelmente fraca.

Três semanas depois de chegar ao hospital, fui liberada. Sentada na cadeira de rodas, aguardando liberação, eu disse ao médico: "Sinto um formigamento na boca, nas extremidades e nos dedos". O médico e as enfermeiras apenas balançaram a cabeça e me mandaram para casa. Eu me sentia paralisada. Totalmente. Não conseguia me alimentar sozinha. Era capaz de falar, mas estava muito fraca. Mais tarde, o dr. Fallon me disse que eu estava "profundamente fraca" e, embora eu tenha interpretado a sensação como paralisia (porque com certeza parecia paralisia), apenas não tinha força. Eu não conseguia sequer levantar os braços.

Decidi que não queria viver me sentindo paralisada. Então, resolvi que não ia comer nem beber. Fiz jejum por alguns dias. Mas quer saber? Fiquei com fome.

O Momento da Virada

Como eu permanecia na cadeira de rodas, minha filha se mudou para minha casa a fim de tomar conta de mim. Eu tinha de ser carregada para usar o vaso sanitário. Não conseguia me virar na cama. Ligamos para o velho médico da família e ele foi me ver em casa. Logo chamou minha filha e recomendou: "Dê um martíni a ela". Esse foi o momento da virada. Ele se importava comigo. Voltou mais quatro vezes e reduziu a quantidade de pílulas que me foram receitadas para insuficiência cardíaca congestiva.

Também contratamos um fisioterapeuta para três sessões por semana e ele se empenhou em me tirar da cadeira de rodas para usar um andador. Por causa da fraqueza, eu chorava toda vez que tentávamos. Ele me forçava e, pouco a pouco, fiz progressos.

A SALVAÇÃO PELO RISO

Atitude é tudo, quando se trata de se recuperar de um evento médico. A atitude que cada paciente adota na recuperação é individual, assim como cultural. Mas sinto que, em média, as pessoas com atitudes positivas, que têm uma perspectiva fora da doença, costumam se dar melhor ao encarar a doença do coração. São capazes de assimilar a doença como parte de sua vida, em vez de fazer com que a doença se torne o centro das atenções. Descobri que há uma correlação direta entre o modo como as pessoas encaram uma doença com risco de morte e a forma como enfrentam outros desafios bem menos sérios. Pessoas que lidam mal com filas no banco, no posto de gasolina ou com questões de raiva, lidam mal com sua doença – em especial em situações de risco de morte.

A comédia sempre representou um grande papel na vida de Phyllis Diller, e acredito que também representou um grande papel em sua recuperação. Penso que o papel da comédia é permitir ao indivíduo dar um passo para trás e olhar, de uma perspectiva totalmente diferente, o que está acontecendo. Permi-

Minha filha se esforçou para que eu tomasse todas as pílulas necessárias, é claro, e além disso fez algo que eu achei igualmente importante. Todos os dias, deitava na cama comigo e tocava discos de comédia. Eu ouvia Ellen DeGeneres e Jerry Seinfeld, George Carlin e Joan Rivers. Nós estávamos procurando risadas. Você se torna um aficionado e descobre rapidinho quem é bom e quem

te às pessoas manter algum controle sobre sua integridade e preservar sua personalidade, em vez de se tornarem vítimas da doença. Tão logo saem do "modo de vítima", tornam-se capazes de conseguir algum espaço e outra perspectiva em relação a sua doença.

Pesquisadores descobriram que emoções positivas, associadas ao riso, na verdade suprimem os hormônios do estresse, aumentam e ativam células imunológicas. Muitos cientistas acreditam que o humor também libera endorfinas, as substâncias químicas do corpo que causam a sensação de bem-estar. Não acho um exagero dizer que essas endorfinas são importantes para o processo de cura. As pessoas que têm uma perspectiva fora de si mesmas obtêm resultados muito melhores. Esse é com certeza o caso da recuperação de Phyllis. Ela nunca foi uma vítima de sua doença nem deixou algum aspecto do diagnóstico determinar quem ela era. Manteve sua integridade por toda a recuperação, e eu vi isso, mesmo quando ela estava fraca, cansada e com dor.

— SANDRA FALLON, médica do Centro de Cardiologia Preventiva de Santa Mônica, Califórnia

não é. Joan é engraçada, energética, uma amiga querida, e realmente me faz rir. Joan, minha nossa, tem muito ritmo e parece bailar na ponta dos pés por toda a piada. Seinfeld é maravilhoso, e seu trabalho é simplesmente brilhante. O *2000-Year-Old Man*, de Mel Brooks, era o melhor de todos. Se você ficar doente, tenha um vídeo ou CD por perto. Rir é muito bom. As crianças riem umas 400 vezes por dia e os adultos, talvez 12, no máximo. Eu estou no *Livro Guinness dos Recordes Mundiais* porque consegui 12 risadas por minuto. Bob Hope tentou seis por minuto. Foi ele quem apontou para mim a estratégia do *timing*.

A melhor coisa para um paciente com problemas do coração é a felicidade. Se você fica irritado, vai morrer mais rápido. Você pode até morrer por ficar irritado. Eu estou sempre desfrutando de cada minuto da minha vida, e sempre me divertindo. Quando não for mais assim, não quero ficar aqui. Creio que o que mantém você neste mundo é o divertimento. E comer bem. Sempre fui viciada em três refeições por dia – café da manhã, almoço e jantar. Nada de lanchinhos. Nada de doces. Você não vai encontrar aqueles pratinhos de doce rolando na minha casa. Pense dessa forma: as vacas têm sete estômagos – os seres humanos apenas um.

Assim que comecei a colaborar com o fisioterapeuta para superar a sensação de paralisia, decidi que podia vencer aquele suplício. Foi quando disse para mim mesma: "Eu posso fazer isso". Não tive contato com nenhum médico do hospital, desde que voltei para casa me sentindo tão fraca. Nunca entrei no hospital. O fisioterapeuta foi um verdadeiro profissional e era bastante religioso. Não sou religiosa, mas ele acreditava que eu andaria de novo. Naquele momento, achei ótimo que ele pensasse daquela forma. Eu não pensava. Não creio que a religião me fará bem. É o poder da mente sobre a matéria. Eu percebia que ele estava rezando, mas ficava bem em relação a isso. Caramba, decidi deixá-lo fazer do jeito dele. Ele era fervoroso. Acreditava que eu conseguiria. Isso me deu uma chance de acreditar nele.

No aniversário do meu fisioterapeuta, fiquei muito orgulhosa de poder surpreendê-lo, ao percorrer uma curta distância com o andador. Algumas pessoas me ajudaram a praticar antes. Então, fiquei escondida quando ele chegou e dei um passeio com o andador. Ele me disse que foi seu melhor presente de aniversário. A propósito, tenho algumas piadas de andador para você: você sabe que está velho quando seu andador tem um *airbag*. E, se você é uma grande estrela, geralmente um fanático fica seguindo você. Eu tenho um desses fãs. Mas não se preocupe. Meu admirador caminha com um andador.

Estou indo tão bem quanto possível para a minha idade. Agora que não viajo mais, tenho uma vida social rica. E tenho meu emprego no *The Hollywood Squares,* além de fazer dublagem para um desenho. Fora isso, gravei episódios de *The Bold and the Beautiful* e participei do *7th Heaven*. Estou trabalhando e me divertindo. Não sou de ficar parada em casa. Penso que, enquanto você estiver se divertindo, está tudo bem. Eu acredito na natureza. Muitas pessoas acreditam que você vai para o céu. Eu acredito no céu na Terra.

As Observações do Médico:
DOENÇA DO NÓ SINUSAL

SANDRA FALLON, médica do Centro de Cardiologia
Preventiva de Santa Mônica, Califórnia

Em 1998, Phyllis Diller viveu dois episódios nos quais desmaiou. Levando em consideração o fato acontecido com ela no hospital, um ano mais tarde, quando seu coração parou, é razoável conceber que tinha a doença do nó sinusal, identificada por uma pausa ou desaceleração nos batimentos cardíacos, seguida de batimento cardíaco rápido.

A doença do nó sinusal ocorre em três de cada 10 mil pessoas e normalmente é encontrada em pacientes com idade entre 60 e 80 anos, como resultado de mudanças degenerativas no sistema "condutor" ou elétrico do coração. É encontrada no nódulo sinusal, localizado na câmara direita superior, ou átrio, do coração. Infelizmente, a síndrome não pode ser identificada por nenhum tipo de exame feito em consultório médico.

Nas pessoas com doença do nó sinusal, o tecido elétrico do nódulo sinusal, responsável por manter uma freqüência cardíaca normal, desacelera e endurece, conforme fica mais velho. Quando isso acontece, um de dois fenômenos pode ocorrer: a freqüência cardíaca pode se tornar progressivamente mais lenta ou podem haver episódios nos quais o tecido elétrico é ainda mais ativado e o paciente desenvolve um batimento cardíaco rápido. É muito, muito comum, para um paciente, ter episódios de batimentos cardíacos rápidos e episódios de batimentos cardíacos lentos, o que pode tornar a doença difícil de ser identificada e gerenciada.

O tratamento clássico para a doença do nó sinusal é a colocação de um marca-passo. O dispositivo impedirá a ocorrência de episódios nos quais o batimento cardíaco, de outra forma, seria desacelerado e permitirá ao médico ministrar remédios para tratar episódios de um batimento cardíaco acelerado, caso eles ocorram. Phyllis tem um marca-passo de dupla câmara e a cada três meses a energia das baterias é verificada. O dispositivo deve durar bastante tempo, dependendo da freqüência que o marca-passo será acionado para regular o batimento cardíaco. Ela ainda está com seu primeiro marca-passo e tudo funciona extremamente bem. ■

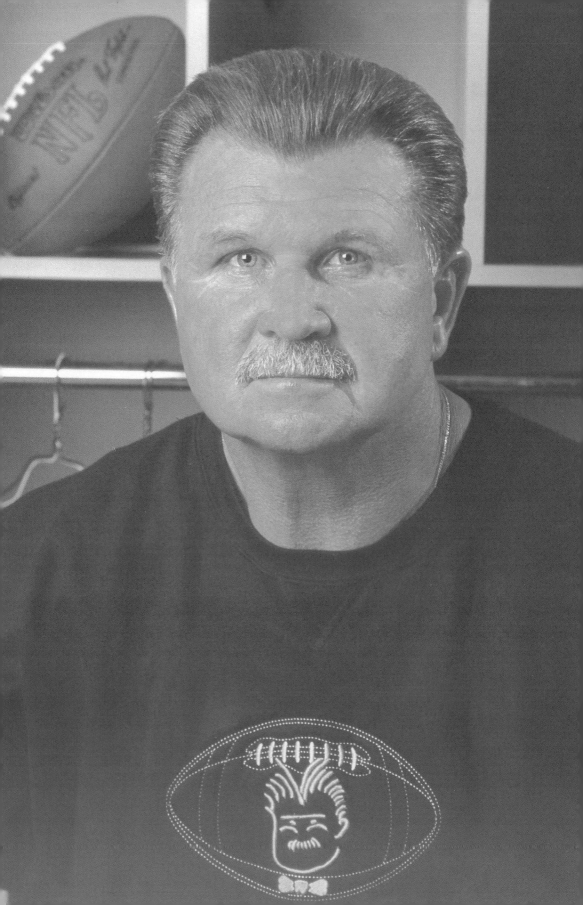

MIKE DITKA

Ele era o número 89, um atacante do Chicago Bears, quando George Halas era o técnico, lá pelos anos 60. Mas, por volta de 1982, Mike Ditka treinava esse time da NFL (a Liga Nacional de Futebol Americano), levando-o a uma vitória no Super Bowl, em 1985. Mesmo hoje, o Chicago Bears de 1985 é considerado um dos melhores times que já jogaram futebol americano profissional. E, quando se faz essa declaração, a razão é sempre a mesma: Mike Ditka. Ele venceu mais de 100 jogos durante seus 10 anos com o Chicago e foi o primeiro atacante a entrar para o Hall da Fama de Futebol Americano Profissional. Hoje, Mike passa os finais de semana fazendo comentários sobre futebol americano para a WMAQ-TV, em Chicago, ou jogando golfe na Flórida. Ele também é dono do "Ditka's", um conhecido restaurante de Chicago. Desde 1998, patrocina a Geladeira Saudável de Mike Ditka (www.healthyfridge.org) em um esforço para que todos prestem mais atenção ao que comem. Dez anos atrás, ele não estava preocupado com isso, até que, aos 48 anos, um ataque cardíaco tirou sua atenção do futebol... ao menos por algumas horas.

"Esqueça o passado (...) Olhe para a frente e se concentre no que você vai fazer hoje, para garantir um longo e saudável futuro."

Lá estava eu, no hospital, ligado a um monitor cardíaco. Fomos jogar em Tampa Bay naquele final de semana, e me disseram que eu não podia ir ao jogo. Eu me sentia como se fosse enlouquecer por causa desse embaraço. É claro que tenho uma confiança tremenda nos meus técnicos assistentes – não havia nenhum problema quanto a isso –, mas era como se estivesse desapontando o time com minha ausência. Meu médico havia ligado um monitor cardíaco em mim, para avaliar o estresse sobre o coração, enquanto eu assistia ao jogo pela televisão. Quando os lances ficavam excitantes, meu batimento cardíaco subia. Quero dizer, eu ficava empolgado e não vou pedir desculpas por isso, é parte da vida. Gostaria de estar lá e não podia. A cama me segurava há cinco dias.

Tudo começou quando me exercitava naquela manhã, no Campo de Treinamento Bears. Foi logo depois de concluir os exercícios na esteira e no aparelho de ginástica (*stairmaster*), como faço todos os dias. Naquele momento, no entanto, comecei a sentir um grande desconforto, suar muito e a ficar sem fôlego. Não era bem uma dor no peito; na verdade, parecia que alguém havia colocado um torno em volta de mim e o estivesse apertando lentamente, cada vez mais, até empurrar para fora todo o meu ar. Fiquei sentado por algum tempo, imaginando que aquilo ia passar. Eu apresentaria o presidente Bush (o pai) em um comício dentro de algumas horas.

Dois dos meus assistentes entraram e um deles disse: "Mike, nós vamos chamar uma ambulância e levar você para o hospital". Protestei imediatamente: "De jeito *nenhum*". Mas eles já haviam tomado as providências: "O socorro vai chegar em mais ou menos um minuto". Eu me irritei com o fato de eles terem chamado uma ambulância. Aquilo realmente me incomodou. Ataques cardíacos não acontecem com o Iron Mike, só com outras pessoas. Assim eu pensava.

Se não fosse tomada nenhuma providência, eu teria feito um esforço para me recompor, teria tomado um banho e me dirigido ao lugar onde apresentaria o presidente. Alguém me substituiu. Quando cheguei ao hospital, sabia que havia um problema. Já não reclamava mais. Queria apenas descobrir que diabos estava acontecendo.

Lembro-me de ter ouvido alguém dizer: "Ataque cardíaco". Eu não podia acreditar. Algumas vezes, as pessoas não lhe dizem a verdade porque elas não sabem. Mas então percebi. Bem, talvez eu *estivesse* tendo um ataque cardíaco. Comecei a pensar nos sintomas.

Creio que os sinais de alerta haviam chegado na semana anterior, quando viajamos para jogar contra os *New England Patriots*. Deve ter sido angina, embora eu tenha relacionado os sintomas ao clima frio de Massachusetts. Era uma dor aguda na garganta e no pescoço.

Perguntei aos médicos do pronto-socorro o que fariam para me ajudar. Eles disseram: "Não se preocupe, outras pessoas já passaram por isso antes e nós sabemos como resolver".

Mais tarde aprendi que cerca de 50% das pessoas morrem ao passar pelo que passei. Era um coágulo na artéria do lado direito da parte de trás do coração, e tive sorte de ter chegado ao hospital a tempo. Os médicos usaram um remédio chamado tPA para dissolver o coágulo sanguíneo. Então, em questão de seis ou sete horas, ele sumiu.

Depois de afastado o perigo, o dr. Alexander conversou comigo e relacionou tudo que eu tinha de começar a fazer, bem como os hábitos que eu precisava eliminar de minha vida. Concordei com ele e decidi realmente me esforçar nesse sentido. Fiz praticamente tudo que ele me recomendou, porque, acredite, quando você percebe que não é invencível, há uma grande mudança no seu modo de pensar. Continuei me exercitando como sempre fiz, de maneira religiosa, e deixei os charutos de lado por um tempo, embora admita que tenho dificuldades em mantê-los longe. Simplesmente não acredito que os charutos me matarão – o que pode parecer um pouco absurdo.

Meu ataque cardíaco aconteceu por causa do estresse. Foi isso que os médicos me disseram. Na época, meu colesterol não era perfeito, mas não estava alto, então não havia outra razão além do meu estilo de vida e da pressão dos negócios.

Bem, quando alguns dos meus jogadores souberam do meu ataque cardíaco, saquearam meu escritório e levaram todos os charutos bons. Suspeito que alguns deles queriam que eu tivesse morrido, mas infelizmente para eles eu sobrevivi. Ainda assim, o choque causado por esse ataque cardíaco realmente assustou muita gente, incluindo a mim. Para começo de conversa, você tem de ver que tudo aconteceu dois anos depois de eu ganhar o *Super Bowl*, e por isso a notícia pegou a todos de surpresa. Também foi uma época delicada para minha família e o fato atemorizou para valer minha mulher, meus filhos e minha secretária.

Aquele episódio foi tão dramático em minha vida, que desde então encaro cada dia como uma bênção. Tenho um amigo que sofreu um transplante de coração 12 anos atrás – ele está bem e ainda joga golfe. Acho que ambos estamos vivendo um tempo extra.

Depois do susto, tudo parecia bem. Eu ficava de olho no que comia e continuava minha rotina de exercícios físicos. Mas, em 1992, comecei a me sentir estranho. Algo estava errado. Eu vivia cansado e bocejava constantemente. Além disso, não conseguia ar suficiente para respirar. Liguei para a emergência (não foi mais preciso que meus assistentes fizessem isso por mim). Depois do meu primeiro ataque cardíaco, perguntei ao dr. Alexander se eu saberia quando estivesse acontecendo de novo. Ele pronunciou três palavras: "Você vai saber". E estava certo. Assim que me encontrei com ele, fui logo avisando: "Doutor, estou tendo de novo!"

Só percebi que realmente não havia sentido de verdade o ataque, quando fizemos o teste ergométrico que quase me matou. Doeu muito e o dr. Alexander disse: "Temos de dar um jeito nisso". Eu estava feliz porque não ia precisar de cirurgia. Seria só uma angioplastia. Não tive a angina como antes, mas falta de fôlego e outros sintomas. No entanto eu sabia que algo acontecia, especialmente ao subir naquela esteira.

Mais tarde, soube que o ataque ocorrera na mesma área do primeiro. Minha artéria coronária estava agora de 80% a 90% obstruída. O dr. Alexander havia comentado que, se a obstrução fosse superior a 70%, eles fariam uma angioplastia, caso a cirurgia de revascularização não fosse necessária.

Passei a noite no hospital. Eles não mantêm ninguém lá por muito tempo. Portanto, não era problema. A única preocupação era com a hemorragia. E aconteceu comigo. Acordei e fiquei assustado ao perceber que estava muito molhado na região da virilha. Sabia que não tinha urinado na cama, então contei à enfermeira e os médicos foram capazes de conter o sangramento. O risco é grande, pois toma-se um monte de medicamentos anticoagulantes.

Aprendi que há graus variáveis de ataques cardíacos. Sempre pensei que um ataque cardíaco significava uma dor excruciante, mas o que tive não foi assim. Foi um desconforto doloroso. Sentia como se meu peito estivesse em um torno, enquanto alguém empurrava o ar para fora de mim. Espero nunca experimentar outros tipos de ataque cardíaco, mas as pessoas descrevem os seus de for-

COLOCANDO A SAÚDE DO CORAÇÃO NA LINHA DE FRENTE

Diana e Mike Ditka estavam casados havia 11 anos, quando Mike teve seu primeiro ataque cardíaco, em 1988. Como ele tinha apenas 48 anos, a notícia pegou Diana de surpresa. Aqui ela relembra esse dia apavorante e discute as mudanças que ela e Mike fizeram desde então para melhorar sua saúde.

Eu penso que Deus nos sensibilizou com o ataque do coração de Mike. Fizemos uma porção de preces. O acontecimento foi um choque muito grande. Eu simplesmente não conseguia imaginar que isso pudesse acontecer com um homem tão forte e resistente. Para ser honesta, penso o tempo todo que pode acontecer de novo e ser um ataque ainda mais forte. Mesmo agora, se Mike fica sem fazer contato comigo por um tempo, começo a

ma bem alucinante. Talvez tenha havido algum aviso pelo caminho que elas ignoraram. Parece impossível alguém não sentir nada antes do pior momento. Você tem de ignorar os sinais de alerta, para que algo assim aconteça.

Você passa a ter uma perspectiva de vida totalmente diferente, depois de passar por uma crise médica como um ataque cardíaco. Você se torna bem mais espiritualizado e penso que percebe a própria vulnerabilidade. Quero dizer, você fica em contato direto com ela! Imagino que a maioria de nós anda por aí pensando: "Isso não

me preocupar. Ele toma cuidado, se exercita e come melhor, mas isso não significa que o risco está definitivamente afastado.

Como alguém que já passou por essa situação, tenho os seguintes conselhos para os amigos e membros da família de um paciente de ataque cardíaco: não entre em pânico, procure se manter tão calmo quanto possível e tente ser positivo em relação a tudo. Sua atitude pode realmente fazer diferença.

Depois do ataque cardíaco de Mike, comecei a preparar comidas mais saudáveis para nós dois. Agora consumimos frango, peru e outros alimentos de baixo colesterol. Também substituímos a manteiga pela margarina. E eliminamos pratos com os quais Mike costumava se deleitar, mas que têm gordura demais, como a salada de ovo. Antes, eu realmente não me preocupava com o que ele comia, pois Mike tinha apenas 48 anos. Agora sei que a doença do coração não leva em conta a idade. Sei também que nunca é cedo demais para fazer mudanças saudáveis e benéficas ao coração, na dieta e no estilo de vida.

DE TODO CORAÇÃO

- *Ao fazer algumas mudanças no estilo de vida, você pode, na verdade, diminuir o dano causado ao seu coração no passado. Por exemplo: se parar de fumar, o risco de ter um ataque cardíaco diminui em apenas 24 horas. Dentro de três meses, sua circulação estará melhor. Após um ano, o risco de doença do coração cairá pela metade, em relação a um fumante. E, em 15 anos, seu risco será o mesmo que o de um não-fumante.*
- *Se comidas com alta quantidade de gordura atraem você, apesar de seus melhores esforços para se ater a uma dieta saudável, tente se concentrar em alimentos ricos em fibras como frutas, vegetais, legumes e cereais. Eles costumam fazer com que você se sinta satisfeito, tornando menos provável que ceda à tentação da gordura.*

pode acontecer comigo, só com as outras pessoas". E, quando você ou alguém próximo tem um ataque cardíaco ou recebe um diagnóstico de câncer, percebe que não existem regras nesse jogo.

A boa notícia, no entanto, é que há providências que se podem tomar para evitar esses problemas de saúde. Você tem de comer direito, fazer exercícios e uma dieta adequada. Agora eu corro na água. Costumava correr na pista, mas, desde que troquei as articulações de ambos os quadris, exercito-me na água, que força menos as articulações. Também tento tomar cuidado com o que como. (Bem, a maior parte do tempo. Na noite passada, por exemplo, me peguei dizendo que, diabos, ia tomar um sorvete.)

Além de me exercitar regularmente e comer direito, sou um firme adepto de fazer consultas médicas regulares. Fugir delas é como não olhar para os dois lados da rua antes de atravessá-la – é pedir para ter problemas. Se você se acha invencível, então não tem com o que se preocupar. Mas um dia pode desejar ter visto seu médico bem mais cedo. Você precisa analisar as próprias chances e perceber que ninguém é imune.

Parece que fiquei mais calmo desde o último ataque cardíaco, embora outras pessoas possam dizer "esse maldito não ficou mais calmo de jeito nenhum"; mas eu sei que fiquei. Quando me irrito, apenas digo para mim mesmo: "Deixa para lá. Não vale a pena. Não é grande coisa".

Esqueça o passado. Se você viver no passado, morrerá no passado. Você pode mudar seu estilo de vida agora e modificar tudo de hoje em diante – mas o que fez está feito. Olhe para a frente e se concentre no hoje, para garantir que terá um longo e saudável futuro.

As Observações do Médico:
DO PRONTO-SOCORRO AO CAMPO DE FUTEBOL

JAY ALEXANDER, médico dos Cardiologistas
de North Shore, de Bannockburn, Illinois

Eu estava parando meu carro no estacionamento do Hospital Lake Forest, na manhã de um dia de semana, em novembro de 1988, quando o dr. John Munsell, médico do pronto-socorro e médico internista do Chicago Bears, me bipou para dizer que Mike Ditka havia sido admitido com um aparente ataque cardíaco. É claro que eu sabia quem era Mike Ditka. O *Bears* ganhara o *Super Bowl* apenas alguns anos antes. E, como nova-iorquino, lembro-me de um certo técnico chamado Ditka, que havia arruinado um jogo do Campeonato da NFL contra o *New York Giants*. Mas imaginei que não era o momento para ficar pensando nisso.

Corri para o pronto-socorro e, quando vi Mike, ficou claro, pelas dores no peito e mudanças no eletrocardiograma, que ele estava tendo um ataque cardíaco. Expliquei o que acontecia e ele foi direto ao ponto. "O que faço agora?", ele me perguntou.

Era uma época bem interessante na cardiologia quanto ao tratamento dos ataques cardíacos. Há alguns anos, o tratamento começara a mudar da abordagem bem conservadora, com oxigênio, nitroglicerina, beta bloqueador e aspirina, para o emprego do grupo de remédios chamados agentes trombolíticos. O primeiro deles era a estreptoquinase, e o segundo, o tPA (ativador do plasminogênio tissular). A estreptoquinase era o remédio usado para infartos cardíacos, ou ataques cardíacos, e produzia bons resultados, se administrada rapidamente, o que levou ao foco atual no tratamento rápido dos ataques cardíacos. Ao mesmo tempo, tínhamos a angioplastia, usada de maneira eletiva, depois que o paciente recebia o agente trombolítico. Normalmente, esperávamos alguns dias e depois abríamos a artéria com um balão. Não tínhamos *stents* na época. O segundo medicamento, o tPA, acabava de chegar ao mercado. Mike foi provavelmente uma das primeiras pessoas famosas a receber tPA.

Discuti o assunto de forma rápida e resumida com Mike, pois tempo representa músculo nos casos de doenças do coração e ataques cardíacos. Quanto antes você abrir a artéria, maior será a massa muscular cardíaca que você conseguirá salvar. Assim, conversei com Mike sobre usar o tPA, e ele respondeu: "Doutor, faça o que tiver de fazer". Com esse consentimento, rapidamente administramos o tPA. Mike teve bons resultados e a artéria foi desobstruída. Nós o passamos para a terapia intensiva e o monitoramos por alguns dias.

Como ele queria assistir ao jogo de futebol naquele domingo, nós o ligamos a um monitor cardíaco. Pensei desta forma: se não o deixarmos assistir ao jogo, ele ficará ainda mais ansioso. Até hoje, sustento minha decisão. Mike passou pelo jogo incólume e, graças a Deus, os *Bears* venceram. Ele permaneceu ligado ao monitor e toda vez que sua freqüência cardíaca subia, um alarme soava. Houve vários disparos durante o jogo. De plantão naquele final de semana, pude ir ao quarto dele de forma intermitente para checar suas condições.

Após cinco dias no hospital, Mike foi para casa se recuperar, o que significa não ir ao trabalho. Acontece que, depois de um dia ou dois, ele me ligou alegando que queria ir ao escritório, mas que não ia fazer nada. Eu disse que tudo bem. No dia seguinte, ele me telefonou de novo e perguntou: "Doutor, posso ir ao jogo de futebol americano em Washington, D.C.?" Eu recomendei: "Só se você ficar na cabine de imprensa e não entrar em campo". Algumas horas depois, recebi um telefonema de Mike McCaskey, o dono do *Bears*, relatando-me que Mike acabara de declarar à imprensa que estaria no campo para o jogo!

Liguei para Mike e ele se justificou: "Doutor, vou precisar subir várias escadas para chegar à cabine de imprensa. Se eu for direto ao campo, posso ficar sentado lá e não vamos ter problemas". Pensei um pouco e, tentando equilibrar os objetivos do paciente com minha necessidade de fornecer um bom cuidado médico, aconselhei: "Certo, mas *sente-se no banco"*. Mais tarde, recebi outro telefonema de Mike McCaskey: "Olha, você vai ter de estar aqui com Mike".

Por coincidência, eu já tinha uma passagem de avião paga, de ida e volta, para D.C. naquele final de semana. Lá aconteceria – vejam só – a reunião anual da Associação Americana do Coração. Concordei em ir ao jogo e alguém me pegou no aeroporto e me levou ao Estádio RFK.

Estava quente naquele dia e Mike vestia um suéter pesado dos *Bears*. Cerca de quatro minutos antes do intervalo, ele veio até mim e disse: "Não estou bem". Esse era meu pior pesadelo. Ele se sentia enjoado e tonto. Verifiquei sua pulsação e constatei que estava um pouco baixa, mas nada que pudesse preocupar. Perguntei se podia esperar até o intervalo, ele disse que sim, então andamos juntos até o vestiário. Acontece que o remédio que ele tomava costuma baixar um pouco a pressão sanguínea e ele estava suando de calor. Tudo correu bem durante o resto do jogo.

Fui criticado pela imprensa por deixar Mike voltar ao trabalho depois de apenas uma semana e meia de seu ataque do coração. Mas, honestamente, acredito que era necessário. Quando sabemos que a artéria está aberta e que a pessoa está reagindo bem, há algum risco em deixar que ela volte cedo ao trabalho? Desde esse incidente, provamos que, com uma intervenção precoce, seja pela angioplastia, seja pelo uso de trombolíticos, pode-se possibilitar aos pacientes que voltem mais cedo ao trabalho e a uma vida normal e funcional. Hoje, é interessante destacar, isso acontece rotineiramente.

Viajei com Mike para assistir a vários jogos. Na quarta semana, havia um jogo em Los Angeles e ele perguntou se eu estaria lá. Respondi: "Mike, tenho de trabalhar". Ele parecia um pouco infeliz (é fácil saber quando Mike está infeliz). Então conversei com ele, tentando descobrir o que acontecia. Ele falou: "Creio que estou ficando hipocondríaco. Sinto isso, sinto aquilo". O que Mike experimentava é muito comum. Há uma sensação de vulnerabilidade depois de um ataque cardíaco e a pessoa começa a achar que qualquer sensação pode ser sinal de outro ataque. É uma experiência que abre os olhos. Você percebe intensamente tudo em seu peito. Chamo a isso de se tornar "consciente cardíaco" – você fica ciente do quão rápido seu coração bate, toda vez que se deita ou se levanta da cama.

Mike freqüentou as aulas de reabilitação cardíaca religiosamente. É nelas que os pacientes que saem do hospital aprendem exercícios, dieta e mudanças no estilo de vida. Todo paciente que já teve um ataque do coração ou que passou por algum tipo de intervenção cirúrgica, como uma angioplastia, deve ir a essas aulas. Forço meus pacientes a irem às aulas de reabilitação cardíaca como parte do tratamento, da mesma forma que é importante tomar um remédio para o colesterol ou mesmo uma aspirina. Eles devem se submeter às aulas durante 10 a 12 semanas, gostem ou não.

Sei que não vou mudar a natureza humana de ninguém, mas, quando um ataque do coração ocorre, sempre vejo alguns elementos comuns; com Mike não foi diferente. Os pacientes manifestam certo grau de medo, que gera alguma negação. Mais tarde, há um entendimento do motivo pelo qual as mudanças no estilo de vida são necessárias. Isso pode ser muito difícil para uma pessoa parecer normal, mas saiba que você tem uma doença que é a causa mais comum de morte nos Estados Unidos. A parte interessante disso tudo é que não faz diferença se você é uma pessoa frágil, que costuma ser medrosa, ou se é um *atacante* durão do Hall da Fama, como Mike Ditka. A doença do coração é assustadora. Mas, como Mike demonstrou, com o tratamento adequado e medidas preventivas, pode-se levar uma vida saudável e produtiva. ■

Aulas de Reabilitação Cardíaca

Para muitos pacientes cardíacos, uma parte importante da recuperação está na sala de aula. Pacientes que tiveram um ataque cardíaco e passaram por uma angioplastia ou cirurgia de revascularização em geral são fortemente encorajados por seus médicos a freqüentar as aulas de reabilitação cardíaca. Em alguns casos, pacientes com insuficiência cardíaca também as freqüentam. Alguns cardiologistas vão um passo além e *insistem* para que eles assistam às aulas, que normalmente são reuniões informais nas quais as pessoas aprendem sobre dietas saudáveis, começam um programa de exercícios e discutem experiências comuns com os participantes. Programas de reabilitação cardíaca podem ser ministrados por uma equipe de profissionais da saúde que inclua nutricionistas, enfermeiras ou outros especialistas. Normalmente consistem de três fases:

Fase 1: dura poucos dias, enquanto o paciente se recupera no hospital. Inclui exercícios de baixo impacto, como andar pelos corredores e subir escadas, além de algumas instruções gerais sobre as mudanças necessárias no estilo de vida.

Fase 2: programa monitorado de perto, que dura 12 semanas ou 36 sessões. Os pacientes são educados sobre formas de modificar seus fatores de risco, realizam exercícios mais vigorosos na esteira, na máquina de remo e no *stairmaster*. A pressão sanguínea e o pulso do paciente são monitorados e um eletrocardiograma é feito durante os exercícios. Cada sessão normalmente dura uma hora.

Fase 3: os pacientes continuam a se exercitar como antes, mas sem o monitoramento por eletrocardiograma. Ao completar essa fase, são orientados a prosseguir exercitando-se no dia-a-dia.

Os médicos aprenderam que um dos mais importantes benefícios das três fases é a interação entre os participantes na sala de aula. Ao compartilhar seus reveses e realizações, fica mais fácil para os pacientes não apenas satisfazer a suas necessidades físicas – como adotar uma dieta melhorada e seguir um programa de exercícios – como também superar barreiras psicológicas, para levar uma vida segura e independente.

> — JAY ALEXANDER, *médico dos Cardiologistas de North Shore em Bannockburn, Illinois*

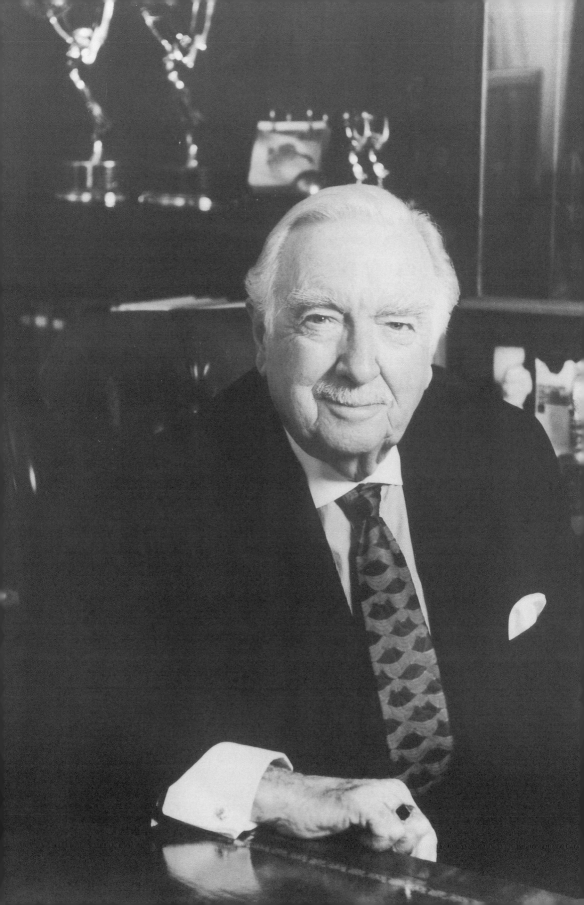

WALTER CRONKITE

Embora esteja oficialmente aposentado, depois de 19 anos como âncora do CBS Evening News, *Walter Cronkite continuou a trabalhar. Recentemente, apresentou* Cronkite Remembers, *uma série de documentários baseados em notícias, feitos para o* Discovery Channel. *Em agosto de 2003, começou a escrever uma coluna semanal,* And That's the Way I See It, *distribuída pela agência* King Features. *Considerado o homem mais confiável dos Estados Unidos, Walker Cronkite passou mais de 60 anos cobrindo guerras, assassinatos, convenções políticas e outros acontecimentos ao redor do mundo. Mas, em 1997, tendo acabado de completar uma turnê para promover sua autobiografia,* A Reporter's Life, *ele começou a se sentir mal. Os médicos determinaram que esse paciente de 80 anos precisava de uma cirurgia cardíaca. Em 1º de abril de 1997, Walter Cronkite passou por uma cirurgia de revascularização com quatro pontes, realizada pelo dr. Wayne Isom, que também operou David Letterman, Charlie Rose, Isaac Stern e, é claro, Larry King.*

"Penso que superei [a cirurgia cardíaca] porque era meu desejo. Esperava uma recuperação completa e queria prosseguir com uma vida ativa e produtiva. Creio que uma atitude positiva pode fazer uma enorme diferença."

Lembro-me de minha primeira caminhada sozinho, poucas semanas depois de ter sido liberado do hospital, como sendo o momento no qual, pela primeira vez, me senti extremamente bem depois de minha cirurgia de *revascularização com quatro pontes*. Minha mulher e eu tínhamos acabado de nos mudar para nosso apartamento na cidade de Nova York. Ele tem vista para o parque e para os jardins das Nações Unidas, que na época eram abertos ao público, com acesso por uma calçada de frente para o rio. Sentia-me muito feliz de estar lá, fazendo minha caminhada, como os médicos ordenaram. Foi então que vi a luz do dia. Até aquele instante, tivera a sensação de ser um inválido no processo de recuperação. Mas, quando saí, percebi que era dono de mim de novo e que a recuperação estava completa, até onde eu conseguia saber – embora os médicos ainda estivessem me instruindo em todo tipo de exercício e outras recomendações necessárias. Essa era a independência pela qual aguardava – e ela veio bem mais cedo do que o esperado.

O primeiro sinal de que algo podia estar errado com meu coração chegou quando eu estava prestes a seguir viagem para o Extremo Oriente com minha mulher. Senti um pequeno desconforto na parte superior do peito e pensei: "Bem, se vou viajar, é melhor fazer um exame geral antes de partir". Eu vinha sentindo também um aperto no peito, à noite. Se não fosse a viagem, não teria ido ao consultório médico de maneira alguma.

Mesmo tendo tomado essa decisão, não pensava que fosse nada sério. Eu era bem ativo e não fazia idéia de que tivesse um problema cardíaco. Jogava muito tênis e caminhava bastante. Por isso, fiquei pasmado na hora em que o médico disse: "Temos um problema aqui". E, quando ele mencionou que a cirurgia de revascularização miocárdica podia estar no meu futuro, fiquei chocado. Minha reação foi: "Oh, @#$&."

Nosso médico de família é um cardiologista de certo renome mundial. Ele dá palestras e organiza vários seminários e conferências para outros médicos. Depois de me examinar, encaminhou-me para o dr. Wayne Isom, em busca de uma segunda opinião sobre a melhor forma de proceder. Nesse ponto, a dúvida se dividia entre uma angioplastia e uma cirurgia de revascularização miocárdica. Eles concluíram que eu tinha o que é conhecido como bloqueio do tronco da coronária esquerda, o que torna a angioplastia mais perigosa. Além disso, me acometia uma angina noturna, aquele desconforto que me acordava à noite. O dr. Isom o considerou um mau sinal, pois ele se manifestava mesmo durante meu repouso. O grupo concluiu que a cirurgia de revascularização era necessária e concordei, é claro. Tenho fé no meu médico habitual e, depois de conhecer o dr. Isom, acreditei nele também.

Assim que tive uma oportunidade, fiz várias perguntas ao dr. Isom. Procedo assim toda vez que consulto um médico, mesmo que esteja apenas resfriado, e penso que todo paciente deve agir assim. Investigo, da maneira mais profunda possível, cada detalhe do procedimento. No entanto, talvez não tenha ido tão a fundo quanto minha família esperava. Em casa, ouvi mais perguntas do que fizera ao médico. E não consegui responder à maioria delas. Os médicos sabiam o que estavam fazendo e me convenceram de que tinham o domínio da situação. Também me convenceram de que eu não vivia um estado crítico. De minha parte, realmente não havia uma grande preocupação quanto a não ficar bem. Em nenhum momento me passou pela cabeça: "Graças a Deus, vou conseguir superar tudo". Simplesmente isso não aconteceu.

Definimos o dia 1º de abril como data do procedimento. Tenho certeza de que surgiram comentários, por ser o Dia da Mentira, mas não me lembro de nenhum. Quando acordei depois da cirurgia, estava feliz por não sentir mais desconforto. A pior parte aconteceu na unidade de terapia intensiva. Foram três ou quatro dias brutais.

Você fica sob constante vigilância quando está na UTI. A porta era mantida aberta e eu ouvia tudo que acontecia lá fora, no corredor barulhento. A atenção é constante, com pessoas apalpando você, medindo sua temperatura, tomando seu pulso e tudo se repetindo infinitamente, até mesmo durante a noite. Você não consegue dormir direito. E o quarto não era confortável. Parecia-se com uma enfermaria. Foi uma experiência assustadora e eu estava disposto a sair dali. Sentia-me preparado para me levantar e correr, assim que fosse possível, já completamente pronto para ser liberado, sem nenhum temor.

Exceto por aquelas poucas noites na terapia intensiva, lidei muito bem com a operação. Consegui superá-la porque era isso que eu queria. Esperava alcançar uma recuperação completa e prosseguir com uma vida ativa e produtiva. Creio que uma atitude positiva pode fazer uma enorme diferença.

Minha recuperação continuou de forma bem simples. Eu me saí excepcionalmente. Penso que o dr. Isom tem a mesma opinião. Fui liberado do hospital no tempo previsto e nada me reteve. Não houve nenhum contratempo médico. O único imprevisto ficou por conta de eu não poder voltar direto para casa, pois estávamos de mudança. Nossa mobília já havia sido retirada da velha casa, mas o apartamento ainda não ficara pronto. Sem alternativa, fomos para um hotel, onde permanecemos alguns dias. Podíamos contar com o serviço do hotel, mas não dispúnhamos de uma enfermeira em tempo integral. Eu era assistido durante curtas visitas, algumas vezes por dia. Mesmo assim, tive ótima recuperação – absolutamente sem complicações e sem nenhuma sensação, de minha parte, de que pudesse haver problemas. Eu me levantava e andava nos corredores do hotel, fazia meus exercícios conforme o cronograma e estava satisfeito com o andamento rápido de minha reabilitação.

Acredito que senso de humor é essencial. Penso que uma postura "preocupada e deprimida" nunca é interessante. Se acontecesse comigo, seria desconcertante. O dr. Isom transmite ao paciente a sensação de que tudo está certo no mundo. Ele tem um carisma excepcional. Embora seja sério, enquanto relata o diagnóstico e diz o que precisa ser feito, ao mesmo tempo demonstra um ótimo senso de humor. E inspira confiança, que é o que precisamos, imagino, nesse tipo de situação.

A cirurgia não pareceu me afetar psicologicamente. Meu cardiologista me disse que médicos escreveram livros inteiros sobre a reação psicológica relacionada à cirurgia cardíaca e quão prevalecente ela é, mas não tive nenhuma depressão ou transtorno emocional. Ele ficou um tanto surpreso com o equilíbrio de meu estado emocional e me fez perguntas sobre o que eu sentia. A operação tinha de ser feita, foi feita, e me recuperei bem.

Eu via a cirurgia como algo necessário, embora me perturbasse o fato de ela estar interrompendo o fluxo normal da minha vida. Para mim, não era mais do que um aborrecimento. Os médicos continuaram enfatizando a natureza rotineira do que aconteceria durante a operação. Em vez de pensar em como tudo ocorreria, minha preocupação era saber se depois eu continuaria tão ativo quanto antes. Os médicos me asseguraram uma recuperação total e estou feliz por essa predição se tornar verdade.

As Observações do Médico:
ENTENDENDO A CIRURGIA DE REVASCULARIZAÇÃO MIOCÁRDICA

O. WAYNE ISOM, médico *chairman* de cirurgia cardiotoráxica na Faculdade Médica Weill Cornell, na cidade de Nova York

Apesar de todas as avançadas técnicas de teste a minha disposição, simplesmente há situações e acontecimentos, quanto à cirurgia de revascularização miocárdica, que não posso prever até estar na sala de operação. Antes da cirurgia, por exemplo, nunca digo a um paciente de quantas pontes ele precisará, pois só vou saber na hora em que o peito estiver aberto. Cada um de nós tem três vasos sanguíneos abastecendo o coração (a artéria coronária direita, a descendente anterior esquerda e a circunflexa esquerda). Mas não há duas pessoas com vasos iguais. Você pode ter um vaso com um bloqueio em algum ponto, e ele pode dar origem a dois ramos com bloqueios, também com pontos de obstrução. Então, para restabelecer o fluxo desse vaso, podem ser necessárias três pontes. Ou pode haver apenas um vaso com um bloqueio e tudo que se precisa é uma ponte para consertá-lo. Tudo varia conforme a ramificação dos vasos.

Além disso, o vaso precisa ter um milímetro ou mais de diâmetro para aceitar um enxerto. Se for menor, provavelmente o deixarei intocado. O que determina quantas pontes serão necessárias é o estado do segmento arterial que vem após o bloqueio – o quanto ele está doente ou se é suficientemente largo para suportar um enxerto. Se o cateterismo cardíaco me diz que o vaso está bloqueado, desenvolvo um plano com base no que posso ver. Mas somente quando chego lá e avalio o vaso ao vivo é que posso decidir se ele deve receber uma ponte ou não. Aproximadamente 10% das vezes, depois de começar a operar um paciente, preciso alterar o plano que desenvolvi baseado no cateterismo.

É importante notar que o número de pontes realizadas não indica o grau da doença. Na verdade, a pessoa que teve apenas duas pontes pode estar em estado muito pior do que a que teve cinco. Uma pessoa pode chegar a ter até nove ou dez pontes. O máximo que já fiz foi oito. De qualquer modo, são decisões que você toma quando está lá.

As estatísticas mostram uma tendência promissora em relação a quando a cirurgia de revascularização miocárdica é normalmente necessária: no começo dos anos 70, a idade média dos homens que necessitavam de cirurgia de revascularização era 52 anos, e das mulheres era 56. Em 2001, a idade média para ambos passou para 77 anos. A cirurgia ocorre mais tarde para pacientes cardíacos porque a medicina está identificando fatores de risco mais cedo, ao mesmo tempo em que fornece técnicas de tratamento melhoradas. ■

Cinco Perguntas para Você Fazer ao Seu Cardiologista

Antes da cirurgia, sempre digo a meus pacientes cardíacos que o sucesso depende de sua participação. Se o paciente segue para uma cirurgia de revascularização, faço questão de destacar que o procedimento não é cura, é reparo. Ele terá de mudar seu comportamento para assegurar que isso não aconteça de novo. E deve fazer perguntas. Aqui estão cinco delas, que precisam fazer parte de sua conversa com o médico:

1. *Quais são minhas chances nessa instituição?* Se o médico relacionou apenas um pequeno número de procedimentos, você deve procurar alguém com mais experiência.

2. *Quais são os problemas específicos em relação a mim?* Coloque a questão dizendo simplesmente: "Fale-me sobre isso". Descubra se há um problema específico que é exclusivo da sua situação. Se houver, pergunte quais atitudes você precisa tomar para tratar dos problemas.

3. *Que medicamentos me serão dados?* Antes da cirurgia, pergunte o que é cada pílula ou remédio e como age, antes de tomá-lo. Esteja certo da atuação do medicamento. Há casos em que o paciente recebe o medicamento errado. E você deve garantir que isso não aconteça. Depois da cirurgia, faça as mesmas perguntas.

4. *O que preciso fazer no período pós-operatório para voltar à forma?* Descubra que tipos de exercícios são apropriados para você e consiga uma lista de atividades que não deve tentar. Pergunte sobre o potencial de depressão depois da cirurgia e qual a melhor forma de lidar com isso. Descubra que mudanças você deve fazer em sua dieta, depois da sua liberação do hospital, à medida que cada semana passa.

5. *O que preciso fazer de diferente?* Você deve saber os números de sua pressão sanguínea e das taxas de colesterol tão bem quanto sabe sua identidade. Esteja ciente do papel deles em sua saúde. Você deve fazer tudo que for possível para se assegurar de que não precisará de cirurgia cardíaca de novo.

— FRANK SMART, *médico, diretor-médico de insuficiência cardíaca avançada/transplante cardíaco do Instituto do Coração do Texas, no Hospital Episcopal St. Luke, em Houston.*

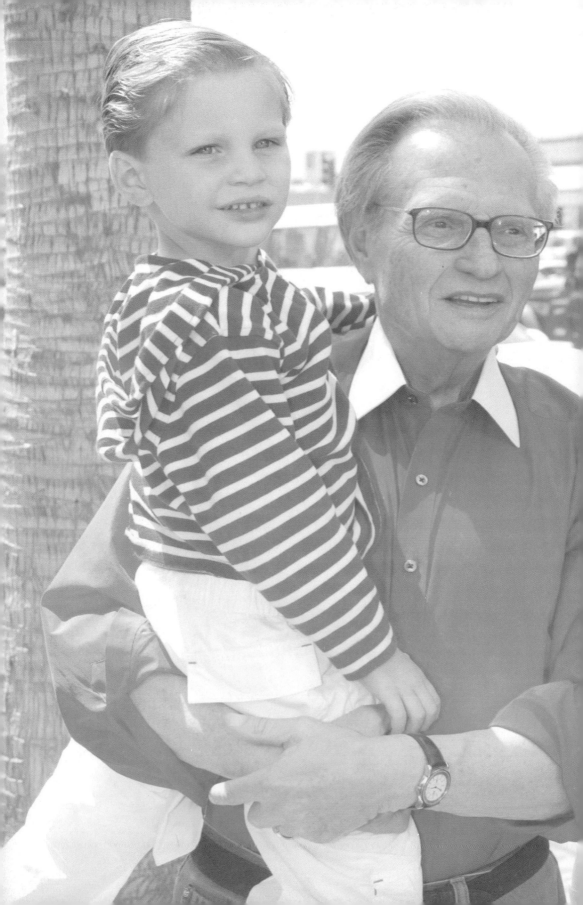

PARTE QUATRO

Sobrevivendo e Prosperando

"Dê a um homem saúde e um caminho para seguir e ele nunca parará para se perguntar se está feliz ou não."

— George Bernard Shaw

Abril de 2004

Nos anos que se passaram, desde que entrei no pronto-socorro do Hospital da Universidade George Washington, comecei a acreditar que há algo a ser dito sobre ficar "assustado pra valer". O medo pode ser um professor e foi ele que fez com que eu me tornasse um bom aluno. Mas também entendo que, por que todo mundo é diferente, não há uma maneira simples e correta de lidar com essa doença crônica do coração, como está evidenciado nas histórias que você vem lendo. Apesar de todas as palavras compridas e técnicas e das equipes médicas envolvidas, é tudo muito pessoal. Como resultado, cada um de nós se recuperará da doença cardíaca de forma diferente e o que funciona para um não será, necessariamente, a solução para outro.

Talvez porque eu seja uma personalidade do tipo A ou talvez por outro motivo, mesmo hoje não faço nenhuma tentativa para evitar comentários sobre o que aconteceu. Sim, surgirão ocasiões em que alguém dirá: "Larry, dá para você parar de falar sobre o coração por um tempo?" (ou uma variação do tema com uma linguagem mais colorida). Eu não começo conversas com o tópico, mas, se estou em uma festa e alguém me pergunta como me sinto, bem, já é uma porta aberta. Aprendi que estar assustado para valer não é uma coisa momentânea. Permanece conosco o tempo que precisamos. No meu caso, será para o resto da vida.

Funcionários de hospital às vezes me pedem para conversar com os pacientes, antes que eles passem por uma cirurgia de revascularização miocárdica – e é o que faço, quando tenho tempo. Sempre digo: "Quanto mais assustado você estiver na noite anterior, mais vai ficar impressionado com a melhora, a cada dia depois da cirurgia. Parece impossível, mas pode ser moleza". Sim, digo que tudo é muito tranqüilo. Mas só quando você consegue manter alguma distância daquela horrível noite após a cirurgia e dos dias que a antecederam.

Ainda assim, para outros que passaram por esse terror inicial – quando o medo começou a dirigir o espetáculo, quando você viu o pronto-socorro a partir da maca, quando ouviu a palavra "cirurgia" enquanto o sujeito de jaleco branco olhava para você – algumas vezes essa é a última coisa da qual querem falar. Por isso entendo que cada um de nós lida de forma diferente com uma experiência como essa. Minha conclusão: não há um jeito certo de passar do estágio "Oh, @#$&!" para o estágio "Para onde vou a partir daqui?". Para a maioria de nós, voltar à rotina e cumprir bem o cronograma é uma forma de passar de um para outro. Falar sobre o assunto funciona para mim, mas há muitos que escolhem deixar a cirurgia e os dias de recuperação para trás e silenciosamente passar para o próximo evento. Algumas pessoas ficam preocupadas se o conselho diretor, o produtor ou simplesmente seu chefe pensarão nelas como "produtos estragados". É terrível, mas pode acontecer e por mais essa razão escolhem ser discretas.

Depois da minha cirurgia de revascularização cardíaca, recebi uma ligação de meu irmão Marty, que me contou sobre suas dores no peito. Considerando como o ano anterior havia sido para mim, Marty se convenceu de que os genes da família eram um fator de risco importante para as doenças cardíacas. Ele consultou um cardiologista e ficou sabendo que precisava de uma angioplastia. Quando se tornou óbvio que a artéria estava se entupindo de novo, disseram-lhe que a cirurgia cardíaca era o próximo passo. A seu favor, Marty não esperou três meses, como seu irmão, para fazê-la. Tão logo entendeu o inevitável, procurou conhecer o dr. Isom "profissionalmente". Submeteu-se à cirurgia de revascularização exatamente seis meses depois de mim. Não, não imagine nada. Embora a doença cardíaca leve você a pensar em mil teorias, considere primeiro que os genes o deixam vulnerável aos problemas cardíacos.

Antes da cirurgia, Marty e eu conversamos bastante sobre como se preparar e concluímos que, se nosso pai tivesse vivido hoje, ele poderia ter ido além dos seus 43 anos. Eu lhe confessei que no fundo de minha mente sempre alimentei a certeza de que também estaria morto aos 43 anos. Mas, quando cheguei aos 44, mudei a forma de pensar: "Não vou morrer de doença nenhuma". É, eu sei.

Sugeri que ele não ficasse com os filhos na noite anterior à cirurgia. Uma vez que você os vê e lhes diz adeus, passa o resto da noite se perguntando se não foi pela última vez. Meus filhos estavam ao meu lado na noite anterior à cirurgia e, depois que eles saíram, fiquei sensibilizado com essa possibilidade. Nós nos demos nosso último adeus? Marty tomou a decisão certa: seus filhos nem apareceram no hospital no dia anterior à cirurgia.

Felizmente, Marty se recuperou e voltou ao trabalho. Passamos a conversar muito mais do que no tempo em que crescemos juntos na 83rd Avenue, no Brooklyn. Uma experiência assim aproxima você das outras pessoas. É o resultado, imagino, de se reconhecer vulnerável e – talvez o mais importante – de saber que tudo pode acabar a qualquer momento. Creio que isso acontece quando você se torna um estudante – o aprendizado ocorre em apenas alguns segundos, mas a lição leva anos para ser totalmente compreendida.

Quando paro para pensar, vejo que o verão de 1988 foi todo dedicado à política. Os democratas realizaram sua convenção em Nova Orleans, onde George H. W. Bush acabara de escolher o senador de Indiana, Dan Quayle, para seu companheiro de eleição contra o governador de Massachusetts, Michael Dukakis, e o senador do Texas, Lloyd Bentsen. Nove meses após minha cirurgia, eu andava todos os dias e evitava a cozinha de Nova Orleans. Escolhia peru fatiado e salada com um pouco de óleo de oliva e vinagre. Era isso. Leite desnatado com café e não muito mais. Eu estava confiante de que seria capaz de continuar apresentando meus programas de televisão e de rádio (a duração do programa de rádio havia sido cortada para apenas três horas por noite). E me sentia bem, mesmo sem todas aquelas comidas condimentadas e pesadas que me atraíam tremendamente na hora do almoço e do jantar.

Dick Cheney, que na época era um congressista de Wyoming, apareceria como convidado do meu programa de televisão, durante a convenção. Ao contrário das outras vezes (normalmente ele chega quando a introdução do programa está tocando), ele chegou 15 minutos adiantado, dizendo que queria conversar comigo antes de entrarmos no ar. Andamos até a escadaria do gigantesco *Superdome* de Nova Orleans, e eu esperava receber uma dica de algo que pudesse render uma grande notícia. Bem, foi e não foi. Ele me contou que estava saindo na manhã seguinte para fazer uma cirurgia de revascularização cardíaca em Washington, D.C., e queria saber o que esperar.

"Se ficar pensando no que eles vão fazer com você, vai ser muito pior", admiti. "Não há nenhuma lógica nisso, mas quer saber?..."

Cheney não fez comentários. Esperei, mas ele apenas me olhou.

"É moleza", prossegui. Sua única observação foi dizer que todo mundo falava isso para ele. Entramos no ar e Dick Cheney respondeu a todas as perguntas, embora durante a entrevista estivéssemos, provavelmente, concentrados em assuntos que nada tinham a ver com política. Dois dias mais tarde, ele passou por uma cirurgia de revascularização com implante de quatro pontes e prosseguiu para objetivos profissionais ainda maiores, embora tenha sofrido quatro ataques cardíacos em sua vida e agora carregue um marca-passo.

O problema de ter qualquer tipo de doença crônica é que você nunca tem um dia de folga. Certa vez, durante um jantar com uma apresentadora de televisão que é diabética, ela pediu licença da mesa, no momento em que sua entrada de caranguejo estava sendo servida, para injetar a dose de insulina necessária, antes de comer. Quando voltou, conversamos sobre sua rotina. "Gostaria de passar um dia – ela confessou – sem me preocupar com os níveis de açúcar no sangue, com a quantidade e o tipo de comida, com a hora do jantar." Olhamos para as pessoas ao nosso redor se deliciando com tantas iguarias maravilhosas repletas de molho branco e concluímos que ninguém ali pensava em dieta e fatores de risco, enquanto discutiam opções de ações ou comentavam a terceira corrida no Laurel. Nós dois já fomos como essas pessoas. Tentei amenizar nossos sentimentos: "Acho que podemos dizer que droga, mas temos de ultrapassar esse ponto em algum momento". Ela concordou.

Na próxima visita a um restaurante, pedi um bife bem passado. Como nos velhos tempos. Mais tarde, naquele mesmo dia, fiquei na esteira 20 minutos a mais, para compensar minha rebeldia. Hoje, se um bife do Palm resolve ser devorado por mim, fico na academia pelo menos meia hora extra, para expiar meus pecados. Alguns podem achar "excessivo". Para mim, representa "o jeito que as coisas são". Funciona.

Em 1997, pensando sobre "o jeito que as coisas podiam ser", pedi a Shawn Southwick para ser minha esposa e ela aceitou. Fizemos planos para um casamento espetacular em uma noite de setembro, em um jardim de Beverly Hills, com Wolfgang Puck servindo 150 convidados. Estou sempre refletindo sobre como um pobre garoto judeu do Brooklyn podia sonhar com algo tão extravagante. No dia marcado, antes da cerimônia, fui ao Centro Médico UCLA, para fazer o que se tornou um teste de estresse de rotina. Admito que me sentia um pouco cansado, mas pensei que era a pressão decorrente do desejo de fazer as núpcias vindouras tão maravilhosas quanto possível. Ao mesmo tempo, estava trabalhando até bem mais tarde em conseqüência da morte súbita da princesa

Diana alguns dias antes. Shawn e eu tínhamos planos para algumas semanas românticas na Europa, e eu queria ter a palavra dos médicos de que meus problemas prévios com o coração não reapareceriam, enquanto andava com minha bela noiva pelas lojas de Paris.

Adivinhe.

Tive outro teste de estresse positivo (o adjetivo não faz sentido para mim). Os médicos sussurram baixinho entre si e davam olhadas nervosas na minha direção, até que finalmente me contaram que uma das minhas artérias precisava ser aberta com angioplastia. E teria de ser feito logo. Gritei bem alto: "Ah, mas que @#$&!" Liguei para o dr. Isom e depois programei um vôo para Nova York, dentro das próximas 24 horas, com o objetivo de realizar o procedimento e em seguida passar alguns dias me recuperando em um quarto de hospital e posteriormente em um hotel de Nova York, em vez de... bem, preciso mesmo completar a frase?

No lugar de um casamento no começo de uma noite de sexta-feira, com o sol se pondo sobre um belo jardim, Shawn e eu nos casamos de manhã, no meu quarto de hospital. Sim, lembrei-me da conversa durante o jantar – sobre desejar um dia sem ter de lidar com a doença. Mas esse é o jeito que as coisas são. A doença cardíaca é algo com que você não lida só uma vez e tudo permanece estático. Subconscientemente, você lida com ela a cada momento porque tudo muda o tempo todo, e cada "agora" que passa carrega "o jeito que as coisas são". Sim, é frustrante.

Meu trabalho é um dos instrumentos que me fazem superar momentos como esse. É uma forma de participar e ser produtivo. Mas "trabalho" pode também significar uma porção de outras atividades além do que você faz para ganhar a vida. Você pode fazer a melhor salada de peru com óleo e vinagre para o almoço – isso ainda é ser "produtivo". Além disso, há algo que vem de dentro, onde nenhuma descrição de cargo ou receita existe. Eu me tornei esse tipo "produtivo", enquanto ficava sentado na cama, alguns dias depois da cirurgia, tentando me concentrar nas páginas do *USA Today* abertas na minha frente, que davam detalhes sobre uma eleição para prefeito em Chicago e sobre os conflitos dos Estados Unidos contra o regime de Duarte, em El Salvador. Eu era incapaz de prestar atenção nas notícias. Não podia dirigir o pensamento para o beisebol. Não conseguia assistir às reclamações das pessoas na *Oprah*. E o incômodo prosseguiu por um tempo, pois algo agitava minha cabeça, dizendo: "Olhe para o que está na sua frente". Não estou falando de uma luz brilhante no céu, nem de um coro de anjos tocando harpas nas nuvens. Estou falando de algo mais ao estilo daquela lâmpada que você sempre vê desenhada nas páginas de histórias em quadrinhos, quando alguém de repente tem uma nova idéia. Desviei o olhar das notícias do dia e entendi que há outra forma de ser produtivo. Posso vê-la. Sim, está bem na minha frente. E, em consideração ao limites da atenção, é uma história curta.

Quando eu era criança, meu pai teve um ataque cardíaco e morreu. Foi de repente. Nossa família não podia mais contar com um cheque de pagamento proveniente de seu trabalho como construtor de navios em uma fábrica do Departamento de Defesa, localizada no Brooklyn. Minha mãe teve de encarar a barra de sustentar dois filhos, pagar o aluguel, comprar comida e ainda providenciar uniformes escolares. Como se não bastasse, precisei de óculos, e simplesmente não havia jeito de pagar por eles. A assistência social cobriu o custo. Nova York me deu a chance de ver claramente pela primeira vez na vida.

Então, sentado naquele quarto de hospital, eu sabia que estava ganhando um bom dinheiro e que a cirurgia e as contas do médico seriam cobertas 100% pelo plano de saúde. Mas, eu me perguntei, como alguém poderia pagar tal despesa, se não tivesse cobertura médica? Embora não conseguisse me concentrar nas notícias nem no programa de entrevistas, estava ciente de que, na época, 35 milhões de pessoas nos Estados Unidos não tinham plano de saúde. (Sei disso porque tinha feito um programa de rádio naquele ano, antes do "você sabe o quê".) Hoje, esse número está perto dos 43 milhões de pessoas – mais de 15% da população. Embora presidentes de ambos os partidos políticos tenham feito tentativas para aumentar o número de pessoas com cobertura médica, o único ponto no qual houve concordância foi de que há um longo caminho pela frente... o que não é resposta alguma. Somos bons em resolver problemas de saúde, mas fracos em criar um preço acessível para implementá-los.

Saí do Hospital New York com um plano para possibilitar essa cirurgia salvadora de vidas a homens, mulheres e seus filhos que, sem nenhuma culpa, não têm os recursos para pagar seu custo. Por alguma razão, ficaram de fora do nosso sistema de saúde. Em vez de fazer mais uma entrevista sobre isso, decidi simplesmente fazer algo *quanto a isso*. Hoje, a Fundação Cardíaca Larry King está no 15º ano fornecendo fundos para pacientes cardíacos que necessitam de uma cirurgia capaz de salvar sua vida. Os lucros deste livro cobrirão os custos de operação para pessoas que, como aquela família do Brooklyn, tantos anos atrás, simplesmente não podem pagar por algo de que precisam desesperadamente para continuar produtivas ou ao menos terem a chance de continuar.

Nos casos de doença do coração, não é apenas o corpo que se cura – a mente também. E, quando ambos estiverem bem, prepare-se para uma grande viagem. As pessoas que aparecem aqui, bem como estas páginas, são a prova de que você pode prosseguir.

Para contatar a Fundação Cardíaca Larry King, visite o site
www.lkcf. org
ou escreva para:

The Larry King Cardiac Foundation
15720 Crabbs Branch Way
Suite D
Rockville, MD 20855

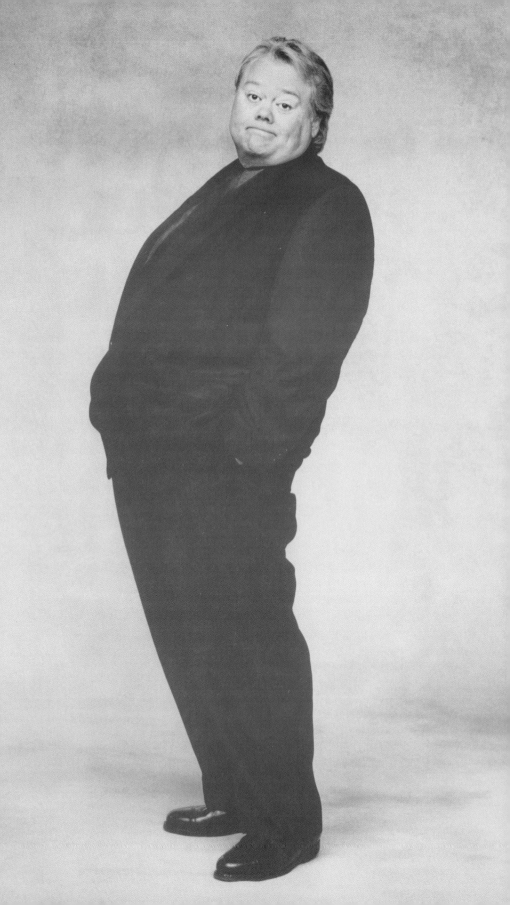

LOUIE ANDERSON

Os Estados Unidos conheceram Louie Anderson quando o jovem cômico do Minnesota apareceu no The Tonight Show, *com Johnny Carson. Muito antes de qualquer um ter ouvido a palavra "disfuncional", Louie entretia o público com piadas sobre a família. Em seguida, ele se apresentou em todos os principais clubes de comédia do país e também foi apresentador de* Family Feud *por três anos. Vencedor de dois Emmys por sua série de animação para crianças* Life with Louie, *também escreveu vários livros best-sellers, entre eles* Dear Dad: Letters from an Adult Child. *Em setembro de 2003, Louie se preparava para retomar uma turnê, quando derrapou em uma curva e foi parar no Hospital Cedars-Sinai.*

"Não é o fim do mundo nem o fim da vida você ter de passar por uma cirurgia de revascularização cardíaca. As pessoas precisam perceber que é uma oportunidade de dar uma segunda olhada no que estão fazendo."

Vejo a cicatriz em meu tórax todos os dias e ela me lembra da incrível capacidade que o corpo tem de se curar. Enquanto me recuperava da cirurgia de revascularização cardíaca, no outono de 2003, havia momentos em que me perguntava: "E agora? Vou ter mais problemas de saúde daqui por diante? Ou esse é o começo da mudança da minha vida?" Depois que algum tempo se passou, posso ver que a experiência me transformou – e, na maior parte, para melhor.

Após a cirurgia, a primeira vez em que fui capaz de dizer "estou bem" foi quando voltei ao trabalho. Era novembro e eu fazia um improviso em Pittsburgh. É preciso se mexer bastante no palco e eu estava preocupado com a possibilidade de não agüentar o show inteiro. Mas, assim que me vi no palco, foi como se nunca tivesse passado por uma cirurgia. Falei durante 15 minutos sobre minha experiência com o coração. Falei sobre o fato de que não importa o quanto estejamos doente: se estamos em um consultório ou quarto de hospital, ainda procuramos alguma coisa para afanar. Lembrei que tinha dado uma olhada nas gavetas no quarto do hospital para ver se havia algo de que eu precisava. Não importa quanta gaze temos: sempre precisamos de mais!

Tudo começou no final de setembro de 2003. Eu me preparava para ir a Atlantic City trabalhar no Borgata e me sentia bem, mas não ótimo. A melhor maneira que eu tinha para descrever a sensação era dizer que estava com a energia baixa. Comecei a me arrumar e senti um desconforto no peito. Não era uma sensação conhecida – e com certeza não era um "desarranjo Taco Bell". (Afinal, se você é uma pessoa ligada em comida, como eu, conhece seus problemas de alimentação. Esse não era o caso.) E meu braço esquerdo estava doendo. Eu disse: "Isso não está certo".

Resolvi pegar o carro e ir ao Centro Médico Cedars-Sinai. Fiquei preocupado com a possibilidade de estar com problemas no coração. Houve muitos casos assim na minha família. Meu pai teve uma doença cardíaca e precisou tomar remédios, embora não tenha morrido disso. Minha mãe morreu de um ataque cardíaco fulminante, depois de ter feito um exame físico completo três dias antes. E um de meus irmãos precisou ser tratado de cardiomiopatia. Eu não queria arriscar.

Entrei no pronto-socorro e, assim que mencionei as palavras "dores no peito", fui imediatamente admitido e colocado no monitor cardíaco. Eles também tiraram sangue e fizeram um eletrocardiograma. Minha pressão sanguínea estava bem alta, mas descobriram que, felizmente, não era um ataque cardíaco. Mas, por causa dos sintomas, quiseram que eu dormisse no hospital.

No dia seguinte, um cardiologista realizou alguns testes, incluindo uma angioplastia. Sou um cara grandão e, quando se é assim, eles colocam você em uma mesa do tamanho de uma tábua de passar... Foi bem desconfortável. Eu observava o procedimento no monitor e tentava fazer piadas com os médicos, mas eles não riam. Era uma platéia difícil, já que eles tinham um objetivo diferente do meu: tentavam me dizer o que estava errado, mas eu queria que dissessem que estava tudo bem.

Os médicos encontraram duas artérias bloqueadas e decidiram colocar um *stent* em cada uma, para abri-las. Com o primeiro foi tudo bem, mas, quando tentaram colocar o segundo, havia uma curva na artéria e o cateter não conseguia dobrá-la. No dia seguinte, trouxeram uns entendidos para tentar de novo, mas eles também não tiveram sucesso.

O passo seguinte era a cirurgia de revascularização cardíaca, mas de início resisti à idéia. Eu tinha feito uma coisa estúpida: assisti a um desses programas de televisão em que mostraram uma cirurgia de revascularização. Nunca assista a esses programas, se houver a mínima possibilidade de um dia você ser o paciente. Três dias mais tarde, no entanto, depois de conversar com minha família, com amigos e com meu empresário, aceitei a operação.

Acredito que minha crença em um poder superior me fez superar a cirurgia. Eu não fico fazendo acordos. Não rezo pedindo coisas para mim mesmo. Eu disse: "Eis uma ótima oportunidade. Você está em um dos melhores hospitais do mundo. Seu coração não está danificado. Você realmente não pode pedir mais nada". Rezei, pedindo ajuda para o médico. Realmente acredito que não é o fim do mundo nem o fim da vida você ter de passar por uma cirurgia de revascularização. Acredito que as pessoas percebem que é apenas uma oportunidade para dar uma segunda olhada no que estão fazendo.

Quando acordei depois da cirurgia me vi na Unidade de Terapia Intensiva. Havia um tubo de respiração em mim e eu sentia dor no peito. Estava consciente, mas não era capaz de abrir os olhos ou de me mover. Podia ouvir as pessoas – elas diziam que eu tinha feito uma cirurgia de revascularização cardíaca e que havia alguns problemas com sangramento. Aprendi que é um risco para as pessoas com excesso de peso. Elas costumam ter sangramento depois desse tipo de cirurgia.

Os médicos acabaram me levando de volta à sala de operação para conter o sangramento. Quando acordei, consegui abrir os olhos. Depois de 12 horas, tiraram o tubo de respiração, o que foi um enorme alívio.

A recuperação é estranha. Seu corpo está em choque por causa do que passou e você só quer dormir. Mas aprendi que os médicos e enfermeiras dão a você apenas um pequeno período de tolerância para se recuperar. Querem você de pé e fazendo coisas. Insistiam muito para que eu me levantasse e tentasse caminhar. Minhas pernas estavam fracas, mas fui capaz de andar até a porta do quarto e de volta para a cama. Preferia a idéia de mais medicação para a dor, em vez de andar mais, mas acho que há uma parte de todo ser humano que sabe que o movimento é a coisa certa.

Tenho um conselho para quem enfrenta uma cirurgia de revascularização cardíaca: veja-a da mesma forma que veria a compra de novos pneus para seu carro. Simplesmente é tão inseguro viver com artérias entupidas quanto dirigir com pneus carecas. Pense na cirurgia como uma forma de prevenir problemas maiores. Meus amigos não permitiram que o medo me fizesse fugir dela. Uma vez que você deixa o hospital, fica cem vezes mais difícil voltar para fazer a cirurgia. A experiência me inspirou a pensar que eu tinha a oportunidade de ser mais saudável do que antes. E não deixei esse sentimento sumir.

Hoje em dia quase não como nada ruim. Cheguei a um ponto em que me determinei: "Quer saber? Já comi tudo quanto é comida ruim que qualquer ser humano precisa experimentar". Agora, uma das minhas refeições é uma salada. Mesmo antes da cirurgia, comecei a mudar meus hábitos alimentares, fazendo a dieta *Zone*, que propõe pouca quantidade de carboidratos, como pães e massas. Mas o dano já estava feito. Cresci em Minnesota, no meio de muita comida pesada. Durante as turnês, terminava a apresentação por volta da meia-noite, o que significava que a única refeição disponível era fast-food. Eu não pensava nisso na época, mas penso agora.

Além disso, fiquei mais ativo. Sempre tive uma academia em casa, mas é uma aquisição nova, no que me diz respeito. Depois da cirurgia, finalmente descobri onde ela ficava. Nunca é tarde demais para começar.

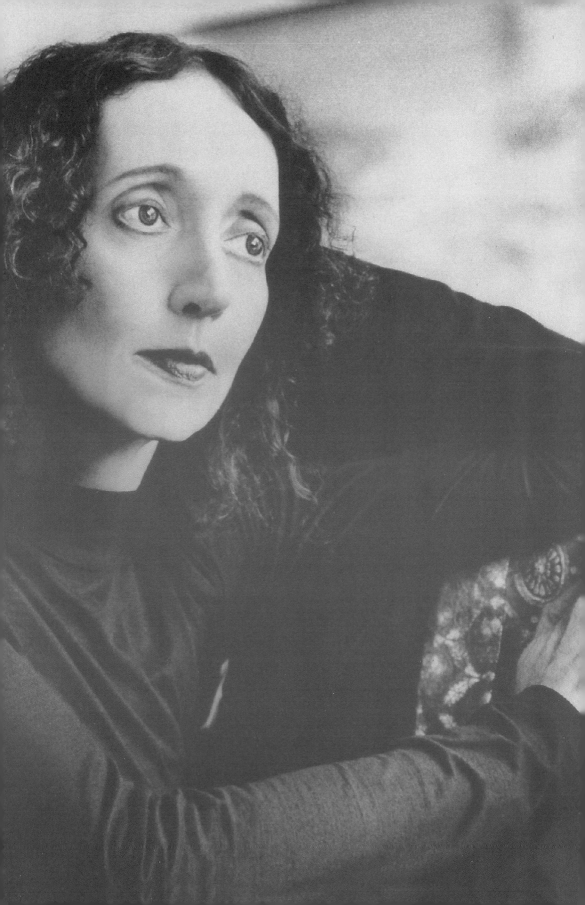

JOYCE CAROL OATES

Uma prolífica escritora, aos 65 anos, Joyce Carol Oates é professora de Humanidades, laureada com o Roger S. Berlind, na Universidade de Princeton. Desde 1978, é membro da Academia Americana de Artes e Letras. Em 1970, recebeu o prêmio National Book Award *para ficção. Em 2003, o* Common Wealth Award of Distinguished Service in Literature. *Entre seus títulos destacam-se o best-seller do* New York Times We Were the Mulvaneys, Black Water *e* You Must Remember This. *Oates conviveu com uma doença chamada "prolapso da válvula mitral" (comumente conhecida como murmúrio do coração), que pode precipitar ataques de taquicardia (batimento cardíaco acelerado).*

"Depois de tantos anos, foi importante conseguir finalmente um diagnóstico e ter um nome para os ataques que eu vivenciava."

Freqüentemente, sou repreendida por minha produtividade, mas deve haver uma ligação entre meu problema cardíaco e minha reputação de escritora prolífica. É doloroso, para mim, desperdiçar tempo conscientemente. Tenho uma sensação de aguda infelicidade, se fico presa a situações em que precise desperdiçar tempo. Por isso, sempre levo comigo material de trabalho ou literatura, quando viajo ou preciso ficar em salas de espera, por exemplo. Como escrevo a mão em folhas soltas e pedaços de papel, posso escrever praticamente em qualquer lugar.

Desde os 18 anos, sofria ataques de taquicardia que eram razoavelmente brandos ou muito severos. Trata-se basicamente de um batimento cardíaco acelerado, "palpitante" ou "descontrolado". É bastante espantoso. E, se você sente um ataque assim, seu corpo todo começa a sacudir e a vibrar com os golpes maníacos do coração – como se houvesse um punho furioso dentro da caixa torácica socando para ser libertado. O pior ataque que já sofri (até hoje) envolveu uma pulsação cardíaca de 250 a 270 batidas por minuto – e dizem que a média é de 100 a 150. Os piores ataques exigem imediato atendimento em pronto-socorro, enquanto outros podem "esperar". (Ao menos esse tem sido meu procedimento. Devo admitir que, se alguém na minha família estivesse sofrendo um ataque, mesmo moderado, provavelmente eu insistiria em levá-lo ao pronto-socorro.)

Durante o ataque, seus pensamentos costumam ser transcendentes. Seu corpo, ou seu cérebro, parece acreditar que você está prestes a morrer. Coerentemente, seus pensamentos ficam cada vez mais distantes do coração pulsante. Você relembra sua vida, avalia tudo que fez, pensa nas pessoas que ama e no trabalho que está fazendo e não será finalizado – fica completamente impotente e desiste de resistir. Na verdade, essa "desistência" é como relaxar um punho fechado. Explicando melhor: esse desistir corresponde a relaxar frente ao ataque violento, o que não quer dizer que ele passará, pois pode persistir ainda por longo período. No entanto, quando o ataque termina – de forma tão abrupta quanto começou – você imediatamente se sente banhado por uma sensação de alívio e pensa: "Minha vida me foi devolvida. Agora, preciso usá-la sabiamente". Depois disso, por algumas horas você mergulha em novo tipo de serenidade. Está feliz! Como aquele que, nas palavras de Yeats, é abençoado e pode abençoar.

Às vezes sinto que os críticos que me julgam tão duramente porque, a seus olhos, escrevo "demais", não o fariam se entendessem que vivo cada dia, na verdade cada minuto, sob o que parece ser um feitiço de mortalidade. Concentro minhas energias no trabalho no que é mais importante para mim em meu trabalho e escrevo o que espero que sobrevive a mim, porque vivi numerosas ocasiões aterrorizantes, quando tive a impressão de que não sobreviveria para continuar produzindo ou para completar um projeto que me importa de maneira profunda.

Contudo, não vivi sempre assim. No ensino médio, sempre fui uma atleta entusiasmada. Era capitã do time de voleibol e jogava nos times de basquetebol e hóquei. Dessa forma, quando cresci, não tive nenhum tipo de limitação física. Mas aconteceu que, aos 18 anos, em um jogo de basquete, durante uma aula de educação física na Universidade de Syracuse, fui atingida com força por um bloqueio e caí no chão de madeira dura, dominada de repente por algo que parecia, na ocasião, um ataque cardíaco.

Eu não podia respirar. Meu coração estava acelerado e posso ter desmaiado. Lembro-me, de maneira muito vívida, da professora de esportes me encarando, horrorizada. Ela ficou pálida como uma morta e quase desmaiou. Esse ataque, que eu não sabia ser taqui-cardia, durou cerca de 20 minutos e, misteriosamente, acalmou. Meus dedos dos pés e das mãos ficaram gelados. Eu estava exausta.

Consegui andar até a enfermaria, onde fui "examinada" e me disseram para descansar por um tempo. Deitei-me em um catre e li, ou tentei ler, um trabalho para minha aula de literatura. Permaneci em um estado suspenso de terror, perspirando, ainda exausta, mas sublinhando de maneira diligente certas passagens do rapsódico, mas longo, *Prelúdio*, de Wordsworth. Notei que a palavra "coração" é evocada, em termos ingenuamente abstratos, como sinônimo de "sensibilidade". Mas coração é bem mais do que meramente uma sensibilidade poética refinada. É um órgão físico imprevisível, que nenhum poema pode definir. Naquele momento, assumi a determi-nação de não deixar o ataque interferir em meus estudos ou em mi-nha vida.

Nesta era em que todo mundo é tão consciente em relação à saúde, pode parecer estranho, mas não contei a meus pais nem a meus amigos da faculdade sobre o ataque. Não queria parecer "di-ferente" ou em desvantagem. Talvez, de alguma forma obscura, eu me sentisse envergonhada de tal fraqueza e quisesse acreditar que nunca aconteceria de novo. (Fui dispensada do basquetebol pelo resto do semestre. Nunca mais joguei.)

Por muitos anos, fiquei como em estado de negação quanto a meu problema cardíaco. Acreditava que cada ataque era especial e não se repetiria. Normalmente, temos de nos deitar imediatamente quando estamos tendo um ataque, mas me lembro de uma situação que vivi em Madison, Wisconsin, quando era aluna de pós-graduação em inglês, no outono de 1960. Sofri um ataque no andar térreo do alojamento feminino do pessoal de pós-graduação, próximo das caixas-postais, no saguão, e tive de abrir caminho – e "andar" – subindo as escadas até meu quarto, no segundo andar, esforço que exigiu uma hora de "caminhada", centímetro por centímetro apoiada na parede. Era tarde da noite e eu não podia pedir ajuda.

Finalmente fui enviada a um médico que pediu exame de sangue, mas, estranhamente, não quis nenhum teste cardíaco. (O resultado do exame de sangue foi, no final das contas, "perdido".) Não houve qualquer diagnóstico. E o médico me disse que tais ataques eram "idiopáticos".

Em algum momento, nos anos 80, em Princeton, Nova Jersey, quando sofri uma taquicardia realmente extrema, meu marido me levou para o pronto-socorro do Centro Médico de Princeton, onde fui tratada com uma solução intravenosa – e recebi um diagnóstico. Finalmente, um cardiologista me examinou a fundo e explicou minha doença. Em um pedaço de papel, que guardo até hoje em uma gaveta, ele escreveu estas palavras:

- ◆ Taquicardia atrial paroxística
- ◆ Boa quantidade de exercícios
- ◆ Parar de tomar cafeína

Depois de tantos anos, foi importante conseguir finalmente um diagnóstico e saber o nome dos ataques que eu vivenciava. Eu costumava beber chá com cafeína, mas parei, é claro, pois aprendi que há uma ligação entre os ataques e os estimulantes, como a cafeína.

CONVIVENDO COM A TAQUICARDIA

Raymond Smith e Joyce Carol Oates casaram-se em janeiro de 1961. Desde essa época, Raymond presenciou vários ataques de taquicardia de Joyce.

Joyce me contou sobre seus "ataques" alguns meses antes de nos casarmos. Durante vários anos, não vi nenhum deles. É possível que Joyce os tenha escondido de mim, pois nunca gostou de insistir em questões de saúde. (Essa é uma característica da família Oates.)

Logo aprendi que a gravidade do ataque determina se você deve levar a pessoa imediatamente ao pronto-socorro ou não. Confio em Joyce e ela deve me dizer se precisa ir ao hospital. Sei que ela nunca vai exagerar o que sente, da mesma forma que não se arriscará a correr perigo. Como não consigo ver um ataque chegando, preciso que ela me diga quando está percebendo os sintomas.

É importante ouvir os conselhos de seu cardiologista e seguir as medidas preventivas recomendadas por ele. Joyce sempre foi atlética. Corre todos os dias e se exercita bastante, o que talvez a tenha ajudado. Mas ela se exercitaria de qualquer forma, já que é uma pessoa um tanto agitada, quando não está profundamente imersa no trabalho, que é o centro de sua vida imaginativa.

Também não bebo nada com álcool e não fumo, nem fumava antes da taquicardia.

Passei a tomar, todos os dias, por recomendação médica, um comprimido pequeno e branco de Lanoxin e tive poucos ataques nos últimos anos. Assim como acontece com outras pessoas que sofrem do mesmo problema, posso pressentir o "ataque". Isso me ajuda a evitá-lo instintivamente segurando o fôlego, reposicionando o corpo ou levantando e esticando os braços bem acima da cabeça. Além disso, assim como a maioria das pessoas que sofre dessa doença, estou consciente de que um ataque pode acontecer de repente, a qualquer hora, em qualquer lugar, mesmo nos ambientes mais relaxados e até durante o sono.

Curiosamente, a taquicardia nunca me pegou no meio de uma leitura pública ou palestra. Nessas ocasiões, meu batimento cardíaco sequer acelera. Aparições públicas não me deixam nervosa de forma alguma, eu gosto delas. Tenho pouca expectativa em relação a esses eventos e absolutamente nenhuma apreensão. No meu caso, os ataques de taquicardia são, realmente, "idiopáticos" e não se relacionam ao estresse.

Sempre fui fisicamente ativa, desde a infância até hoje. O grande amor da minha vida é correr. E dizer que amo correr é subestimar a atividade: parece que preciso disso tanto por razões intelectuais como físicas. Correr diariamente, em alguns casos até duas vezes por dia, é minha "meditação", e ajuda de maneira imensurável no meu trabalho. Dançar – nada tão grandioso quanto a dança de salão, porém com tendência ao estilo dos movimentos ritmicamente firmes e alegres de uma trupe de dança contemporânea como Alvin Ailey – é igualmente maravilhoso.

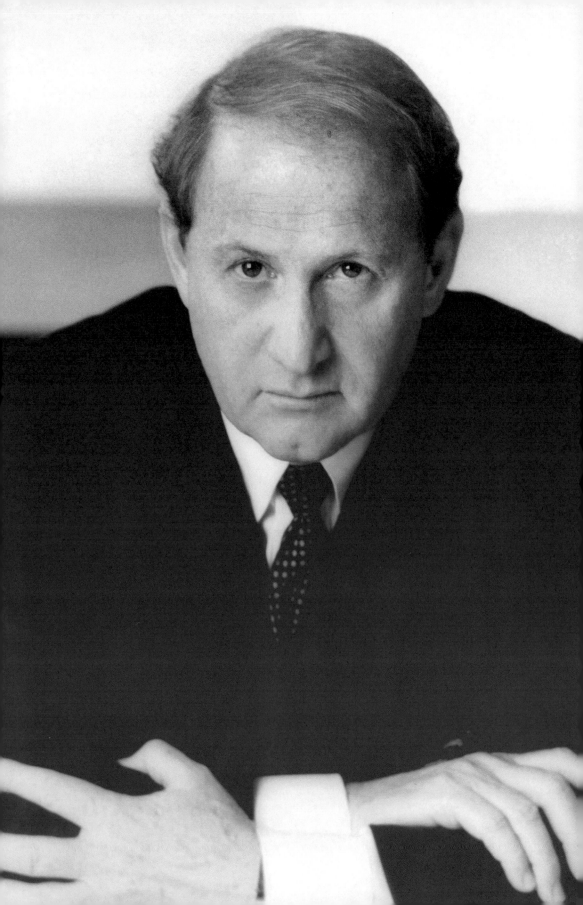

MIKE MEDAVOY

Mike Medavoy começou sua carreira na sala de correspondência da Universal Pictures, *em 1964. Desde aquela época, acumulou sete Oscars de Melhor Filme e se tornou um dos principais magnatas da indústria cinematográfica do país. Produziu* Filadélfia, Sorte no Amor, Instinto Selvagem, Hannah e Suas Irmãs, *e* O Silêncio dos Inocentes, *para citar alguns de seus trabalhos. Hoje, aos 62 anos, é chefe da* Phoenix Pictures. *Passou por uma cirurgia para reparar a válvula do coração em 1999 e, quase um ano atrás, implantou um marca-passo. Porém não é alguém que fica pensando no passado – provavelmente porque está sempre olhando à frente, para o próximo projeto.*

"Acredito que ter um foco além de sua doença ajuda você a se manter motivado durante toda a recuperação."

Não fiquei surpreso com nenhum dos problemas de coração que tive. Embora complicações cardíacas não sejam algo de família, creio que os sustos médicos que tive são parte da vida. Ela é cheia de surpresas e só importa o modo como você lida com elas. Você tem apenas de fazer o melhor e usar o que aprendeu para tentar descobrir o que é a vida. Felizmente percebi o que é bom para mim. E tenho agora uma perspectiva de vida diferente da que tinha 20 anos atrás.

Hoje, consigo pensar no quadro geral. Conforme fica mais velho, não importa se está doente ou não, você olha para a vida de maneira diferente. Acontece com todo mundo e, se alguém não age assim, está perdendo algo importante. Estou muito mais em sintonia com coisas que antes não entendia muito bem. À medida que envelheço, fico bem mais sábio. Essa sabedoria está relacionada às minhas necessidades espirituais, um entendimento do que minha vida realmente é. Você se distancia do cotidiano e consegue outra perspectiva – o que fez direito, o que fez de errado. É uma questão de ficar mais velho e não de se submeter a uma cirurgia cardíaca.

Penso que meu problema de coração começou quando tomei fen-phen, em 1999, para perder peso. Antes disso, tudo estava bem. Mas, pouco depois, mal podia subir um lance de escadas. Sentia como se meu corpo estivesse parando de funcionar. Também comecei a ter episódios de arritmia. Foi meu batimento cardíaco irregular que passou a me preocupar, até que finalmente fui ao médico. Tudo isso ocorreu seis meses antes de eu acabar passando pela cirurgia.

Eu não negava o problema, mas também não me apressei muito para ir ao médico. Sempre acreditei que, em se tratando de questões de saúde, sempre melhoro, mesmo que não faça nada. E não teria feito nada se não tivesse sido pressionado. Eu me sinto como muita gente: posso me automedicar e tomar conta de mim sozinho. Então, só quando cheguei a um ponto em que realmente não estava me sentindo bem é que finalmente fui em frente e fiz uma série de raios X e outros exames. Aí procurei um médico, que me disse: "Quer saber? Penso que a válvula precisa ser reparada. Você tem de tomar conta dela".

Imediatamente argumentei: "Quero uma segunda opinião de um especialista mundial. Dê-me um nome". Ele me recomendou um médico de São Francisco, voei até lá e me encontrei com ele. Depois da consulta, o médico avaliou: "Você não precisa da cirurgia... ainda". De volta a Los Angeles, considerei: "Não preciso passar por isso". Era o que eu queria. Decidi que não precisava fazer nada.

Ainda assim, podia sentir o coração entrando e saindo do ritmo. Acontecia em todo lugar, independentemente do momento ou da atividade. Era impossível prever. Eu não ficava cansado, só não me sentia bem e também não havia dor. Apenas me faltava o fôlego, embora nunca fosse totalmente ruim. As pessoas me diziam que era perigoso deixar o coração entrar e sair do ritmo. Então, finalmente, concordei em reparar a válvula do coração. Recordando os fatos, penso que tive de ser convencido dessa necessidade. A cirurgia seria feita no Centro Médico da UCLA.

Durante todos os dias de espera, fiquei em paz com minha decisão. É importante, para qualquer pessoa que encara uma cirurgia cardíaca, ter confiança na própria decisão e nos médicos. Permaneci completamente despreocupado. Esta é uma cidade que não lhe permite guardar segredo. De qualquer forma, mesmo que todos saibam de você, talvez apenas seus amigos se importem realmente com o que lhe acontece. Na noite anterior à cirurgia, o médico foi ao meu quarto de hospital e conversamos sobre vários assuntos. Descobri que tínhamos interesse em história e essa foi uma boa forma de esquecer o que aconteceria nas horas seguintes.

Depois da operação, Arnold Schwarzenegger me ligou da Europa para saber se eu estava bem. Foi o primeiro telefonema que recebi. Alguns meses antes, eu estava produzindo *O Sexto Dia*, e falei com Arnold sobre minha cirurgia. Foi uma boa conversa. Ele havia se submetido a uma substituição de válvula. Comigo era apenas um reparo. É fundamental trocar experiências com alguém que já passou por uma situação semelhante. A recuperação do outro passa a ser uma motivação para você.

Infelizmente, logo descobri que a operação resolveu apenas parte do problema. Meu coração ainda estava entrando e saindo do ritmo. Soube que precisava de um marca-passo e minha reação foi resistir. Eu não sentia mais a arritmia, portanto ela não me perturbava. Ainda podia fazer o que quisesse, até jogar tênis. Até que um dia, um susto me mandou para o hospital. Os médicos me alertaram que podia ter sido um pequeno derrame. Assim, finalmente concordei que era hora de lidar com o problema. Em junho de 2003, implantei um marca-passo, mas agora apenas metade dele está funcionando, a metade de baixo. Como meu coração ficou marcado por cicatrizes, por causa da operação para reparar o problema da válvula, os médicos tiveram dificuldades em conectar o marca-passo. Isso significa que meu coração opera com 10% a menos de eficiência em relação a um coração normal. Visito o cardiologista de tempos em tempos, faço a revisão do marca-passo e tudo parece bem – apesar dessa pequena deficiência.

Todo mundo se defronta com questões particulares com as quais precisa lidar ao se deparar com a cirurgia cardíaca e o processo de recuperação. Para mim, e para outros que como eu estão acostumados a lidar com pessoas poderosas, a doença me pareceu um ataque pessoal. É muito fácil nos convencermos de que a cirurgia não é necessária. Mas não se pode se desvencilhar dela simplesmente se agarrando a uma convicção.

Quando você está indo bem na vida, quer acreditar que controla tudo, inclusive sua existência. Mas um problema médico ensina a você que o controle é apenas uma fantasia. Essa descoberta o ajuda a olhar de maneira mais profunda para a vida. Sempre fui alguém em busca de respostas. E nunca aceitei prontamente as respostas que apareciam. Eu era alguém movido por um sentido filosófico. Percebi que, conforme você envelhece, especialmente quando começa a enfrentar problemas de saúde, se torna ainda mais filosófico e passa a descobrir cada vez mais sobre o mundo que o rodeia.

VIVENDO COM MINHAS RESPONSABILIDADES

Desde que o marca-passo foi implantado, houve ocasiões em que me senti meio deprimido e não faço idéia da causa. Também me descobri muito mais pensativo. Sempre fui razoavelmente estável em nível emocional, ao menos externamente, e essas sensações estranhas passaram a ser uma nova experiência para mim. No entanto, elas nunca interferiram em nada que tentei fazer. Fui capaz de me manter em paz.

No outono de 2003, tive uma convulsão. Consegui me levantar e ir ao banheiro. Em seguida, minha mulher entrou e devo ter desmaiado. Há fragmentos da minha memória que foram apagados. Ela ligou para a emergência e acordei na ambulância, a caminho do hospital. Os exames mostraram que estava tudo normal, mas agora tomo medicamento para convulsões. Meus problemas médicos parece que se empilharam um em cima do outro. Tento reduzir minhas atividades em termos de não me envolver tanto quanto antes. Mesmo assim, atualmente estou trabalhando em um livro sobre os filmes dos últimos 100 anos que impactaram as lideranças. Também faço parte do conselho da Faculdade de Administração Pública Kennedy, de Harvard, estou envolvido com a organização antiterrorista do governador da Califórnia e continuo fazendo filmes.

Quanto ao que me permitiu superar tudo, bem, já superei muita coisa na vida. Minha mulher foi um apoio inacreditável e esteve sempre por perto quando precisei dela. Ela me deu força, mesmo contra minha tendência a dizer: "Não preciso de apoio". Em todo caso, muito disso tudo tem a ver com o fato de que não me deixei ficar preocupado demais. Tenho um filho de 5 anos e meio e outro de 38 anos e meus pais ainda estão vivos, o que representa uma boa dose de responsabilidade. Procuro levar isso em conta. Estabelecer um foco além de sua doença o ajuda a se manter motivado durante toda a recuperação.

Creio que mantive uma boa atitude. Nunca pensei: "Não vai dar certo". E jamais senti pena de mim mesmo nem me fiz a velha pergunta: "Por que eu?" Não tenho medo de que meu coração apresente problemas novamente. Meu conselho para você, que vai enfrentar uma cirurgia cardíaca, é que, antes, fique em paz consigo mesmo. Foi o que fiz. É claro que cometi uma série de enganos. Mas digo a mim mesmo que, seja lá o que for, o que estiver vindo, está vindo. Meu objetivo agora é proporcionar uma vida melhor para os outros. Ser amigo de si mesmo é o mais importante. Gosta-

> ## DE TODO CORAÇÃO
>
> - *É normal sentir-se ansioso ou temeroso depois de ter um diagnóstico de problema do coração ou passar por cirurgia cardíaca. Encontrar pessoas nas quais confia –como seu cônjuge, amigos próximos ou conselheiro– ajudará você a se sentir mais forte mentalmente e pode colocá-lo no caminho da recuperação.*
> - *Lembre-se de que você não está sozinho. Atualmente existem mais pessoas do que jamais houve anteriormente que estão levando vidas plenas e ativas depois da cirurgia cardíaca. Concentrar-se em um objetivo ou evento pelo qual você aguarda ansiosamente pode ajudá-lo a obter uma perspectiva que o afaste de sua doença.*

ria de continuar vivo pelos meus filhos e por minha mulher. No final, sei que estou indo bem.

No Rastro de um Remédio Mortal para Emagrecer

Algumas vezes, os médicos também precisam ser detetives. A primeira pessoa a suspeitar que o outrora popular remédio para emagrecer fen-phen (fenfluramina-fentermina) podia causar problemas nas válvulas cardíacas foi o dr. Hartzell Schaff, da Clínica Mayo, um especialista em reparo das válvulas cardíacas*.

Em maio de 1996, uma paciente com problema na válvula mitral foi encaminhada ao dr. Schaff. Durante a cirurgia, ele percebeu a aparência incomum da válvula. Ela estava mais espessa e tinha um aspecto exterior branco brilhante. O médico relacionou o que viu com a aparência das válvulas danificadas por remédios indicados para enxaqueca, como a ergotamina. Mas a paciente nunca tomara ergotamina. Além disso, um ecocardiograma feito dois anos antes não revelara anormalidades. Depois da cirurgia, o dr. Schaff conversou com a paciente, que disse haver tomado fen-phen durante 25 meses antes da cirurgia. Ele foi ao departamento de farmácia da Mayo e perguntou se havia histórico de problemas de coração decorrentes da administração de remédios à base de fen-phen. Embora nenhuma conexão houvesse sido feita, o dr. Schaff continuou desconfiado.

A paciente se recuperou da cirurgia e foi liberada, mas uma semana mais tarde apresentou edema nas pernas e falta de fôlego. O dr. Schaf pediu outro ecocardiograma, que revelou que a válvula mitral reparada estava ótima, mas a válvula tricúspide, no outro lado do coração, apresentava uma insuficiência grave. O dr. Schaff me pediu para dar uma olhada na paciente e no ecocardiograma. Quando a vi, também fiquei desconfiada quanto ao uso do fen-phen. Pesquisei o modo de funcionamento dos medicamentos para diminuir o apetite e discuti seus efeitos com vários especialistas em nutrição. Chegamos a uma sólida suspeita de que o remédio

---

* A Clínica Mayo é um dos maiores complexos hospitalares dos Estados Unidos, famosa pela excelência de seus serviços, sempre na vanguarda da medicina mundial. (N. do R.T.)

para emagrecer havia causado a doença nas válvulas dessa paciente. Nossas conclusões levaram a uma grande preocupação, já que estávamos lidando com produtos populares (o total de prescrições mensais de fen-phen excedeu 18 milhões em 1996).

Trabalhando com vários pacientes na Clínica Mayo e na Merit-Care, em Fargo, Dakota do Norte, identificamos 24 mulheres que não apresentavam nenhum histórico de doença cardíaca, mas que, depois de usarem o fen-phen, desenvolveram sintomas de um sopro cardíaco ou outros problemas cardiovasculares. Dessas pacientes, três precisaram de cirurgia de substituição de válvula. O estudo anatomopatológico de amostras de tecido retiradas das válvulas dessas pacientes confirmou o que suspeitávamos.

Nossas descobertas foram comunicadas ao FDA e ao público em julho de 1997, e publicadas no mês seguinte no *New England Journal of Medicine.** O FDA realizou testes e descobriu que entre os usuários de fen-phen havia uma freqüência maior de doença na válvula (30%) do que o esperado para a população normal (5% a 6%). Com a insistência do governo, a companhia farmacêutica decidiu retirar a fenfluramina e a dexfenfluramina do mercado em setembro de 1997.

Deve-se notar que as mulheres eram mais afetadas pelo fen-phen do que os homens, por serem as grandes consumidoras desses remédios para emagrecer. No entanto, na mesma medida, homens e mulheres são vulneráveis aos seus efeitos danosos. Homens que tomaram o remédio foram afetados tão freqüentemente quanto as mulheres.

> — HEIDI CONNOLLY, *médica, professora associada de medicina da Escola Médica Mayo, em Rochester, Minnesota, e consultora em doenças cardiovasculares*

---

* Uma das mais importantes revistas médicas, de grande repercussão mundial. (N. do R.T.)

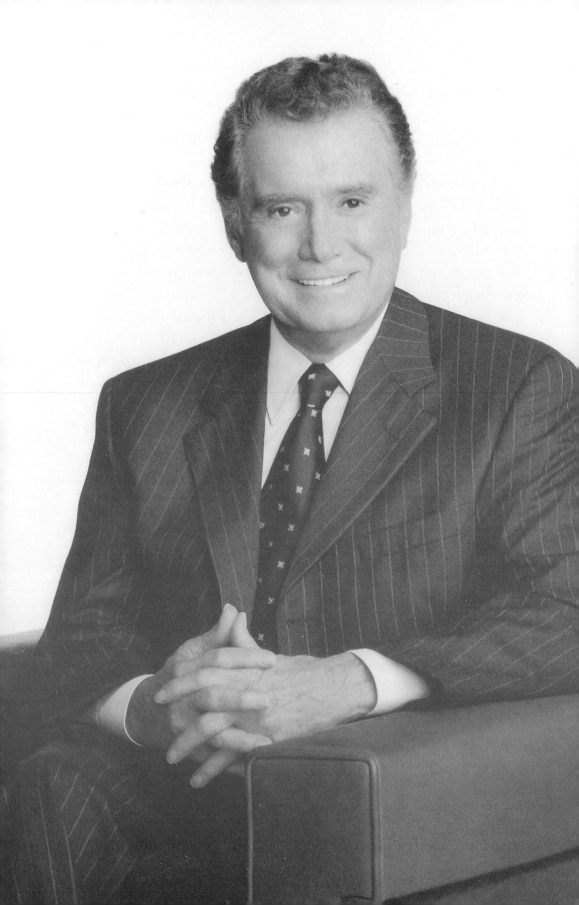

REGIS PHILBIN

Regis atuou como auxiliar no The Joey Bishop Show, *de 1967 a 1969. Vinte anos mais tarde, juntou-se a Kathie Lee Gifford para fazer um dos mais populares programas de bate-papo das manhãs na televisão, que continua até hoje, com o co-apresentador Kelly Ripa. Regis começou a trabalhar em dois empregos, em 1999, quando foi nomeado apresentador do* game show Who Wants to Be a Millionaire, *que tem alcançado ótimos índices de audiência. Ele tem 78 anos e fala sobre reduzir o ritmo. Até agora isso não aconteceu.*

"Eu levantava pesos desde que era adolescente no Bronx, mas nunca havia exercitado o músculo mais importante do corpo: meu coração."

Um dia, em 1991, viajei para gravar um comercial de televisão para a Carnival Cruise Line, juntamente com minha co-apresentadora Kathie Lee Gifford. Eu já havia feito dois programas de televisão naquela manhã. Além de estar um pouco cansado, meu vôo para o Caribe atrasou uma hora e perdi a conexão para a ilha onde um navio nos aguardava. A viagem já estava bem estressante e eu ainda longe do meu destino. Finalmente consegui chegar de helicóptero, mas ele pousou distante cerca de meio quilômetro do navio ancorado na doca. Resumindo, tive de carregar duas pesadas mochilas de bagagem até a prancha de embarque. E nem preciso dizer que cheguei ao meu quarto completamente exausto.

Naquela noite, senti uma forte pulsação no peito. Pensei que fosse passar. Não passou. Liguei para a enfermaria e marquei consulta com o médico do navio. Ele fez um eletrocardiograma que não mostrou nada. Como a dor persistia, o médico me aconselhou a ir ao Hospital Mount Sinai, em Miami Beach, logo mais, quando o navio aportasse, para fazer um check-up minucioso, antes de voar para Nova York. Quase abandonei a idéia, mas no último minuto resolvi fazer a avaliação. A dor havia diminuído e pensei que não havia mais perigo.

O pessoal no Mount Sinai foi alertado pelo médico do navio. Assim, alguns minutos depois de chegar, eu já estava em uma maca, sendo empurrado para uma sala de operação para fazer um cateterismo. Os médicos haviam me sedado levemente e passado um cateter da minha virilha até a área do coração. Acompanhei os trabalhos pelos monitores e me maravilhei ao ver o interior do meu coração. Em seguida, senti-me vulnerável. Tentei me tranqüilizar, dizendo a mim mesmo que talvez eles não conseguissem encontrar nada de errado. O médico fazia comentários contínuos enquanto a busca continuava, até que finalmente encontrou uma artéria 90% obstruída. Pude ver a obstrução pelo monitor.

O médico perguntou se eu queria prosseguir com uma angioplastia. Ele podia realizá-la imediatamente e levaria 45 minutos. Como eu ia dizer não? E assim aconteceu. Minha angioplastia foi um sinal para que eu abrisse os olhos. Levantava pesos desde que era adolescente no Bronx, mas nunca havia exercitado o músculo mais importante do corpo: meu coração.

Sim, eu comia bife demais, sorvete demais e ovos demais. Não havia feito o exercício cardíaco necessário. Nunca me envolvi com a febre do *cooper*. Odeio correr. Não gosto de esteira. Nunca imaginei que um dia pudesse sofrer da doença cardíaca. E a notícia foi uma grande surpresa também para minha esposa, Joy. Não tive chance de dizer a ela que ia para o hospital. Ao menos houve um final feliz: quando eu liguei.

Ainda odeio correr, por isso ando rápido na pista ao ar livre que há no Centro Esportivo Reebok, na Columbus Avenue, em Nova York, se o clima permite. No inverno, eu me exercito em uma esteira. E agora como mais frango e peixe e menos carne vermelha. Não sou um santo quanto a isso, mas estou mais atento do que antes à minha dieta. E nunca estive tão atento ao meu coração quanto agora.

UM TESTE REVOLUCIONÁRIO PARA DETECTAR A DOENÇA DO CORAÇÃO

Em pouco tempo, os médicos de pronto-socorro contarão com um novo teste de sangue capaz de prever com mais exatidão se um paciente que sente dor no peito está prestes a ter um ataque cardíaco. Os testes atuais, como exames de sangue com troponina e eletrocardiogramas, são limitados pelo fato de não detectarem ataques cardíacos mesmo horas depois de terem ocorrido. O novo teste medirá o nível de uma enzima chamada mieloperoxidase (MPO) na corrente sanguínea. Um nível elevado de MPO indica que o paciente corre o risco de um ataque cardíaco iminente. Esse teste também pode prever se os pacientes correm risco de um evento cardíaco significativo com seis meses de antecedência. No passado, os testes atingiam uma taxa de acerto de 50%. Com o MPO, o percentual sobe para 85% a 95%.

O MPO é um exame de sangue muito simples e logo estará disponível sob a forma de um dispositivo manual especial, capaz de gerar resultados com grande rapidez e à beira do leito do paciente. Um nível elevado de MPO em pessoas com doença cardiovascular indica inflamação arterial. Estudos prévios ligaram esse

A propósito, o médico que realizou a angioplastia me disse que havia 40% de chance de minha artéria voltar a ficar obstruída dentro de seis semanas. Uma tarde, enquanto filmava um segmento para meu programa com o *Cirque du Soleil*, senti uma dor familiar no peito. Terminei o trabalho e disse a meu produtor, Michael Gelman, o que estava acontecendo. Ele me levou de carro até o

tipo de inflamação a um risco aumentado de eventos cardiovasculares.

Um estudo com 604 pacientes admitidos no pronto-socorro por uma equipe da Clínica Cleveland buscou determinar se o MPO também era indicador de uma placa instável. Placas gordurosas instáveis apresentam uma parede mais frágil, podendo romper-se e gerar uma obstrução ao fluxo sanguíneo para órgãos vitais, como o coração ou o cérebro, causando assim um infarto cardíaco ou um acidente vascular cerebral. Outras maneiras de se medir a inflamação arterial, como os testes de proteína C-reativa (PCR), também ajudam os médicos a avaliar o risco de eventos cardíacos. Mas em comparação de igual para igual, no ambiente do pronto-socorro, os testes MPO foram muito mais eficientes do que os testes PCR.

Além do uso no pronto-socorro, os cientistas prevêem que, no futuro, o teste MPO será um procedimento comum oferecido em consultórios médicos. Ao ajudar a identificar pessoas que têm doença cardíaca mas não sabem, o teste pode salvar milhares de vidas todos os anos.

— STANLEY HAZEN, *médico e chefe da seção de cardiologia preventiva da Fundação Clínica Cleveland*

Hospital Presbiteriano de Nova York. De fato, a obstrução estava de volta. Dessa vez, passei por uma aterectomia, que consiste em "raspar" a placa da artéria com um cateter de *laser* rotativo. A dor nunca mais retornou. A artéria permanece aberta, funcionando, e eu não poderia estar mais feliz.

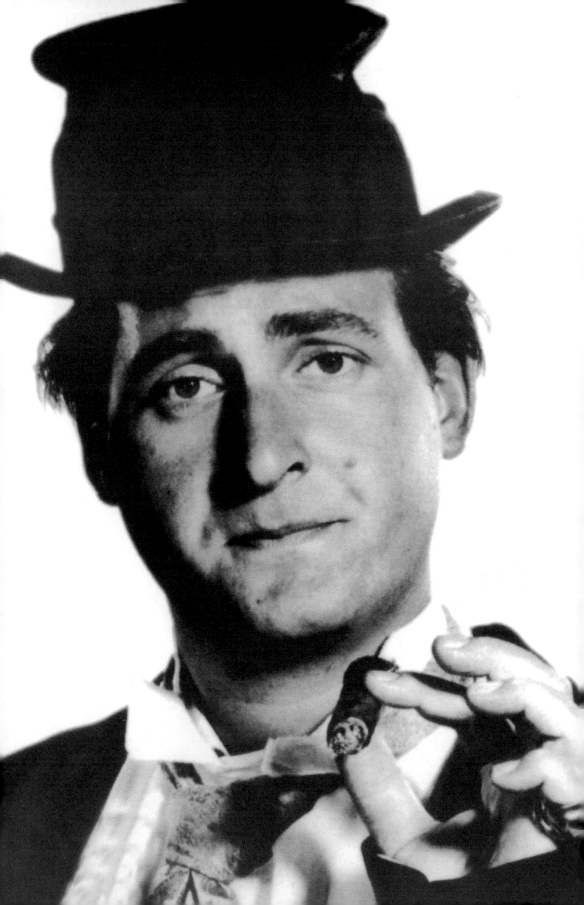

SID CAESAR

Sid é um dos pioneiros da televisão. Apresentou Your Show of Shows, *de 1950 a 1954, no qual se juntou a Imogene Coca. Para alguns, trata-se de um dos melhores seriados de comédia já exibidos. Em 1963, Sid Caesar participou de* It's a Mad, Mad, Mad, Mad World, *e hoje, aos 82 anos, superou uma arritmia cardíaca e uma cirurgia de revascularização miocárdica.*

"Não fico bravo, como costumava ficar antes da cirurgia no coração (...) Hoje, valorizo todos os momentos e tento não desperdiçá-los em coisas que não significam nada."

Eu me mantenho sob controle. Não fico bravo como costumava ficar antes da cirurgia no coração. Se um sujeito lhe dá uma fechada no trânsito, diga para si mesmo: "Nunca vou vê-lo de novo na minha vida. Nunca mesmo. Então vou arriscar minha vida e a da minha família e tudo pelo que trabalhei por causa disso?" Não, não, não. Deixe-o ir. Curta sua vida. Essa é a coisa realmente mais importante. E estou falando de fazer isso todos os dias.

Hoje, valorizo todos os momentos e tento não desperdiçá-los em coisas que não significam nada. Algo que aconteceu ontem é um "foi". Se acontece agora, é um "aqui". Não desperdice seu tempo com "foi" e não se preocupe com o "vai ser". Passe sua vida no "aqui" – é assim que você desfruta e leva adiante sua vida.

Quando as coisas começaram a dar errado, em 1985, percebi tudo bem depressa. Podia dizer que meu coração batia mais rápido do que o normal. Você sente isso, em especial quando se deita. Eu não fazia idéia da gravidade, mas sabia que havia algo errado. E vou lhe dizer, fiquei com muito medo. Fui imediatamente ao médico e, depois de fazer alguns testes e de escutar meu coração, ele me disse que eu estava com arritmia. Prescreveu quinidina e digital*. Também me recomendou dar um tempo na cafeína e no chocolate.

Depois do diagnóstico, tive de aprender que ficar agitado não ajudaria em nada. Você tem de relaxar e tentar se acalmar. Precisa dizer: "Basta". Falo sério. Você simplesmente tem de mandar tudo às favas. Não vale a pena. Sendo assim, faça um esforço para não ficar tão tenso o tempo todo. E quer saber? Imediatamente fui capaz de mudar meu comportamento. Eu dizia: "Por que diabos devo me preocupar?" Decidi que queria dar um tempo e ver como tudo terminaria.

Segui as recomendações do médico, ao menos em sua maior parte. Tentei vigiar a dieta, mas não levei tanto a sério. Oito anos mais tarde, meu cardiologista determinou que eu precisava de uma cirurgia de revascularização miocárdica. Ele me contou que meu corpo havia feito um desvio em volta da artéria bloqueada, usando os vasos sanguíneos menores ao redor, e que isso provavelmente era resultado das duas horas de exercício que eu fazia todos os dias. Mas o corpo não conseguia mais lidar com a situação e era hora de realizar a cirurgia, para fazer o desvio. Então a "ficha caiu". Foi um toque de despertar. A arritmia me fez pensar, mas meu médico me disse, mais tarde, que minha atitude só mudou quando fiquei sabendo que precisaria me submeter à cirurgia de revascularização cardíaca.

Em nenhum momento pensei em morte. Não se pode pensar assim. Se achar que não vai dar certo ou que não vai sobreviver, não há motivo para se submeter à operação. Para que gastar dinheiro? Se esses pensamentos tomarem conta de você, então deixe para

---

* Quinidina e digital são medicamentos antiarrítmicos, utilizados para o tratamento de arritmias cardíacas. (N. do R.T.)

lá. Você deve confiar no médico. Ele é o especialista. Ele sabe mais do que você sabe sobre coração. Se disser que você precisa passar por uma cirurgia, não há o que discutir: você precisa.

Cabe a você decidir sobre o que é necessário para viver: ou continua tomando pílulas de nitroglicerina ou resolve que a cirurgia precisa ser feita. Encontre o melhor cirurgião. Ele não encontrará você. Procure conhecer de verdade a pessoa. Faça uma pesquisa. Informe-se sobre a equipe, pois todos os cirurgiões cardíacos trabalham como uma equipe. Foi o que fiz. Perguntei a amigos que têm doença cardíaca. Pedi conselhos a médicos conhecidos. Sempre disse a todos por quem procurei: "O coração é meu, então tenho de saber quem vai tocar nele".

Você pode enfrentar um período de medo e de preocupação com o que vai acontecer. Bem, não se trata de qualquer órgão, sabe? E, se os cirurgiões fizerem um bom trabalho, pode significar muitos anos adicionais. Eu sei.

Na noite anterior à cirurgia, fiz todo tipo de acordos com Deus. Era uma grande operação – eu não ia arrancar um dente, afinal. Por isso, simplesmente esperei que tudo corresse bem. Cada pessoa é diferente. Quem sabe? Foi como em um filme. Eu pensava: "Certo, é isso". Eles colocam você sob anestesia. Quando desperta... oh, é maravilhoso! Uma nova vida.

Analisei a cirurgia desta forma: se você sabe que vai ser ruim e fica dizendo para si mesmo que não quer passar por aquilo, está se derrotando. Se não quer passar por ela, então não passe. Você encerra o assunto. Se resolver ir em frente, concentre-se no bem que a cirurgia lhe trará. Visualize que você se tornará saudável de novo, para se sentir bem. Se lutar contra a cirurgia, estará lutando contra si mesmo.

Todas as pessoas que me visitaram no hospital fizeram com que eu me sentisse melhor. Esse carinho significa algo para você – mesmo que uma visita não tenha grandes significados sempre. Permaneci no hospital por seis dias. O dr. Cannom me disse que a recuperação estava "no caminho certo e sem complicações". Fiz o que precisava ser feito. E com uma nova visão. Percebo que desempenhei um papel em tudo isso.

DANDO PEQUENOS PASSOS PARA A RECUPERAÇÃO TOTAL

Só dois ou três meses depois comecei a me sentir bem de novo. Meu conselho é dar tempo a si mesmo e não tentar acelerar sua recuperação. Enquanto isso, exercite-se um pouquinho todos os dias... só um pouquinho, como se levantar e andar em círculos no quarto. Comece assim. É maravilhoso. Se conseguir duas ou três vezes por dia, está no caminho certo. Você deve aprender a andar, depois aprender a viver e, finalmente, bem, viver.

Desde a cirurgia, passei a levar minha dieta mais a sério. Como a mesma coisa todos os dias: pela manhã, atum ou salmão com um pouco de óleo de oliva, alho, manjericão, orégano e iogurte sem gordura (nada de maionese). Sim, eu como isso de manhã. E ando. Costumava caminhar por duas horas diariamente. Não consigo mais. Agora, percorro as colinas logo cedo e gasto de 45 minutos a uma hora.

Continuei a trabalhar um pouco depois da cirurgia de revascularização, mas passei a questionar por que o fazia. Logo concluí

DE TODO CORAÇÃO

- *Recuperar-se de uma cirurgia cardíaca exige paciência, mas definir objetivos a curto prazo para si mesmo pode mantê-lo motivado. Começar com uma caminhada curta e aumentar a distância, conforme você se sente mais forte, permitirá que veja seu progresso.*

- *A pesquisa tem mostrado que a raiva e o estresse podem contribuir para o desenvolvimento de doenças cardíacas. Ioga, visualização e exercícios podem ajudá-lo a se sentir mais calmo e a lidar com os problemas de maneira mais eficiente.*

que era hora de me aposentar. A aposentadoria é ótima. Você não tem de estar em lugar nenhum. Não tem de dizer nada. Não tem de fazer ninguém rir. Não tem de fazer nada. Você quer sair, sai. Quer passear? Dê uma caminhada.

A aposentadoria mudou também minha atitude. Eu disse a minha esposa: "Não quero mais discussões. Você ganhou". Não brigamos mais. Eu simplesmente levanto as mãos e concluo: "Certo, você tem razão". É completamente diferente de antes. Hoje, não me preocupo com nada. Se passou é um "foi" e não há nada que se possa fazer. Já era. Eu vivo o "agora".

Ao mesmo tempo, minha nova atitude não significa que me tornei complacente. Se você não aprende, pode esquecer tudo sobre ser bem-sucedido. Muitos de nós não separamos realmente o tempo necessário para aprender. Dizemos: "Ah, eu sei o que você quer dizer" ou "Sim, estou entendendo". Mas muitas vezes não dedicamos um tempo nem fazemos qualquer esforço para entender *de verdade*. Quando você pára e arruma o tempo necessário para entender algo, passa a saber *mesmo* do que se trata. Você aprende por si mesmo. Todo dia é precioso. Desfrute-o. Não o desperdice ficando bravo. Precisa se permitir esquecer certos acontecimentos. Precisa se permitir aprender novas coisas. Você está no controle de si mesmo. Você vê o que quer ver.

As Observações do Médico:
COLOCANDO OS PACIENTES NO CONTROLE DE SUA SAÚDE

DAVID CANNOM, médico, diretor de cardiologia do Hospital Good Samaritan, de Los Angeles, sócio-diretor da Associação de Cardiologistas de Los Angeles (um grupo de 18 cardiologistas especializados em intervenções coronárias e de eletrofisiologia) e professor clínico de medicina da Faculdade de Medicina da UCLA

Sid é uma personalidade do Tipo A que, na maior parte de sua vida, foi estressado e bravo. Ele bebia e quase não fazia exercícios. Em 1985, desenvolveu arritmia, provavelmente desencadeada por estresse – e por raiva. (A arritmia também pode ser desencadeada por outros fatores como grave privação de sono ou pela cafeína presente no café ou no chocolate.) Quando alguém vivencia uma, todas ou uma combinação dessas situações, seu corpo aumenta a produção de adrenalina. Se a pessoa tem um coração ruim, o resultado pode ser fatal. No caso de Sid, ele teve de aprender a controlar suas reações e se tornou um modelo de controle.

Tratei de Norman Cousins por 10 anos, antes que ele escrevesse *The Healing Heart*, e aprendemos juntos como um paciente pode se curar sem ter de usar a mais recente tecnologia. O riso sempre forneceu alívio na medicina, mas nesses tempos modernos não estamos ensinando abordagens holísticas alternativas em faculdades de medicina como deveríamos. Tenho esperança de que isso mude no futuro.

O paciente precisa de duas coisas do médico: a sensação de que está sendo cuidado e uma linha direta de comunicação com esse médico. Precisamos de um ponto de vista horizontal, no qual paciente e médico estejam em níveis iguais e conversem um com o outro, em vez de um ponto de vista vertical, em que o médico fala com o paciente de forma condescendente. Isso significa que tenho de passar um tempo com os pacientes, muitos dos quais vêm com uma lista de perguntas que prepararam com base em pesquisas na Internet – mas é disso que eles precisam para se sentirem à vontade comigo. E foi assim que tratei de Sid. Nós nos comunicamos. Nós conversamos. E aprendi não só sobre seu coração como também sobre ele. Trata-se de um aspecto importante que infelizmente é negligenciado. Nosso sistema médico não permite tal abordagem. Os médicos têm pacientes demais em sua agenda diária e esse tipo de conversa não se realiza. A verdade é que a tecnologia está tornando cada vez mais difícil ter tempo para um paciente.

Ainda assim, creio que o futuro da medicina é brilhante. O paciente – e o médico – têm de saber que o médico não está no controle de tudo que ocorre dentro do corpo. Por isso, se o paciente puder controlar certas coisas, como a raiva e o estresse, terá um resultado melhor. Sid é um exemplo e sua experiência com a cirurgia cardíaca foi um evento de transformação para ele. O fato de comer como um monge, caminhar todos os dias e colocar limites nas suas emoções me deixa confiante para dizer que ele tem mais chance de morrer em decorrência de um coco caído sobre a cabeça do que de seu problema cardíaco. ■

Angiogênese:
A "Revascularização" Natural do Corpo

A capacidade que o corpo humano tem de curar a si mesmo sempre espantou aqueles que o estudam, mas algumas pessoas parecem desenvolver uma defesa natural contra os danos cardíacos, o que é simplesmente impressionante. Todos nós temos numerosos vasos sanguíneos minúsculos chamados *vasos sanguíneos colaterais.* Quando o crescimento de uma placa começa a bloquear uma artéria, o corpo de certos indivíduos responde, fazendo com que lentamente surjam outros vasos colaterais, para compensar a diminuição da quantidade de sangue que flui pela artéria estreitada. Em alguns casos – como o de Sid Caesar –, os colaterais criam uma ponte de revascularização natural conhecida como *angiogênese.*

O processo começa quando a artéria, parcial ou totalmente bloqueada, libera proteínas para os tecidos próximos, que por sua vez se ligarão a células de vasos sanguíneos vizinhos. No decorrer de algum tempo, novos vasos sanguíneos, ou colaterais, crescem em direção à artéria bloqueada. Infelizmente, muitas pessoas com aterosclerose (também conhecida como obstrução arterial por placas de gordura), que não consultam um médico, morrem antes que as colaterais possam fazer um desvio ao redor da área entupida da artéria. O fato de Sid ter começado a se exercitar e a controlar sua dieta favoreceu o crescimento desses vasos colaterais. No seu caso, não foi suficiente para evitar a cirurgia de revascularização cardíaca porque suas artérias também haviam desenvolvido grandes lesões (uma deterioração da parede da artéria, como resultado do acúmulo de gordura).

Ninguém sabe ao certo por que o organismo de alguns indivíduos é capaz de formar colaterais. Os cientistas estão examinando a geneterapia* na esperança de que ela venha a fornecer um modo de estimularmos e desenvolvermos o crescimento de novos vasos sanguíneos nas pessoas cujos corpos não tenham essa habilidade natural. Além disso, pesquisas futuras podem nos ajudar a entender como o corpo é capaz de formar mais colaterais. Uma vez que tenhamos essa compreensão, acredito que descobriremos rapidamente uma forma de fazer com que o corpo use a angiogênese e, talvez um dia, possamos diminuir o número de cirurgias de revascularização.

> — DAVID CANNOM, *médico, diretor de cardiologia do Hospital Good Samaritan, de Los Angeles, sócio-diretor da Associação de Cardiologistas de Los Angeles (um grupo de 18 profissionais especializados em intervenções coronárias e de eletrofisiologia) e professor clínico de medicina da Faculdade de Medicina da UCLA*

---

* Geneterapia, ou terapia genética, consiste em mudar ou acrescentar informações aos genes responsáveis pelo desenvolvimento de determinadas doenças. (N. do R.T.)

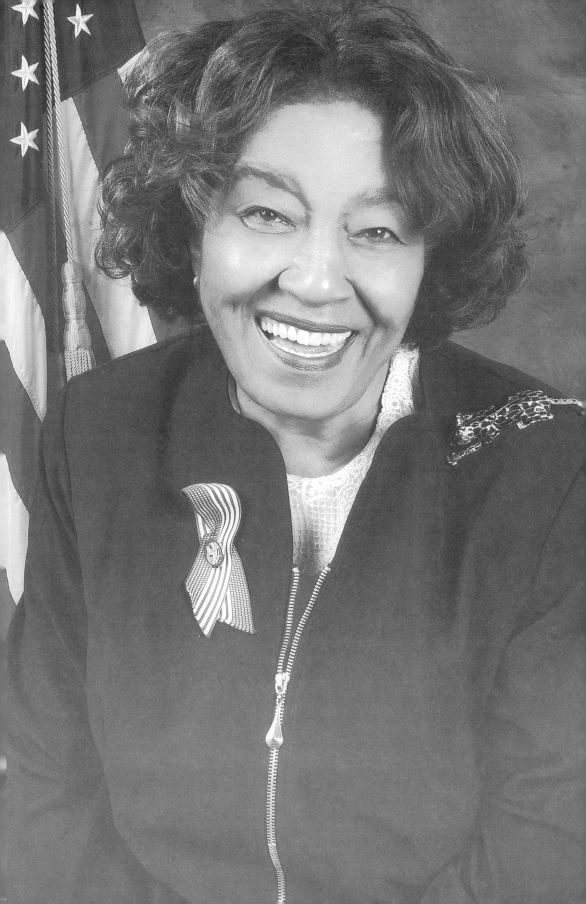

JULIA CARSON

Julia Carson serviu 18 anos na Assembléia Geral de Indiana como deputada estadual e como senadora por Indianápolis. Em 1996, foi eleita para o 10º Distrito Congressional de Indiana (como resultado da redistribuição dos distritos, ele agora é o 7º) e tornou-se a primeira afro-americana do Estado a ser membro do Congresso. Sua campanha quase a matou, e a razão não foi a política. Aos 58 anos, o coração de Julia Carson estava perdendo uma batalha contra as artérias bloqueadas.

"A doença cardíaca é um aviso de que você precisa mudar sua vida. E, quando o faz, fica mais forte do que nunca."

Eu concorria a uma vaga para o Congresso, em 1996. Embora seja normalmente uma pessoa com energia, sentia-me cansada o tempo todo. Sempre fui uma pessoa matutina, que levantava às 4 ou 5 horas da manhã para começar o dia. Mas aos poucos meu vigor começou a perder a força. Eu não conseguia mais ser tão eficiente. Então, procurei um médico.

Eu estava no Comitê de Saúde do Senado da Assembléia Geral de Indiana e, de tanto ouvir o testemunho das pessoas perante nosso comitê, acabei ficando informada sobre os problemas de saúde que podiam acontecer. Eu me sentia mal. Ao me levantar, sentava na cama e não tinha vontade de me mexer. Não sentia dor alguma. Estava apenas sem energia e com formigamento nas mãos e nos pés.

Eu disse ao médico: "Doutor, creio que esse velho coração está pronto para criar problemas e o senhor precisa dar uma checada". Ele me tranqüilizou: "Senhora Carson, não há nada de errado com seu coração". Eu queria acreditar nessa verdade, mas temia o pior. Para não ter mais dúvidas, pedi a ele novos exames que pudessem esclarecer o que acontecia. O médico continuou insistindo em que não havia nada de errado com meu coração, mas eu persisti: "O senhor nem avaliou todas as possibilidades". E foi assim que, finalmente, ele concordou em fazer uma bateria de exames. Quando a enfermeira chamou, entrei novamente em seu consultório para ouvir toda a história.

Ele me falou que eu tinha colesterol alto, era obesa demais e estava com pressão sanguínea alta. Concordei: "Já sei de tudo isso". Na verdade eu não me alimentava direito. Comia pratos gordurosos que fazem parte da minha cultura – couve-manteiga, carne de porco salgada, costeletas de porco fritas e uma série de outras iguarias fortes. E minha mãe era a melhor cozinheira do mundo. Ela fazia um bolo de limão e uma lasanha capazes de fazer alguém gritar de felicidade.

Quando o médico terminou de analisar os resultados, acrescentou: "Ainda falta examinar seu coração".

Fiquei muito brava: "Se eu fosse um homem e viesse aqui, o senhor ia conferir meu coração, não ia?" Rimos daquela situação, mas no fundo eu sabia que era minha última consulta com ele. Também sabia que tinha de vencer uma grande disputa. Saí de lá indignada e me sentindo péssima.

Voltei para a campanha, enfrentei uma disputa difícil, mas venci. Em 3 de janeiro, já estava ocupada com o encerramento de certos assuntos, antes de partir para Washington alguns dias mais tarde, a fim de ser empossada como deputada dos Estados Unidos pelo 10º Distrito de Indiana. Eu tinha um compromisso com algumas pessoas que estavam bravas em decorrência de mal-entendidos durante a campanha. Queria ver se reatava novamente a amizade, agora que a eleição havia passado. Ainda me sentia cansada.

Fui à reunião, porém nem me sentei, com medo de desmaiar. Conversamos por alguns minutos e logo me desculpei: "Até logo, meus amigos, tenho de ir agora". Voltei para o carro e liguei para o chefe do meu neto. Expliquei que estava indo para lá e precisava que meu neto me levasse ao hospital. Em seguida, telefonei para o hospital e avisei de minha chegada. Acrescentei que não me sentia bem e sentia que podia estar no meio de um ataque cardíaco.

Quando cheguei ao local de trabalho de meu neto, ele logo entrou no carro e fomos direto para o hospital. Eu me sentia realmente mal. Fui direto para a sala de emergência, onde a equipe médica me recebeu, dizendo: "Estávamos procurando por você". Mais tarde soube que eles enviaram uma ambulância e bombeiros para minha casa, como resultado do meu telefonema e, como ninguém atendeu, arrombaram a porta e parte da parede da frente, fizeram uma busca e, óbvio, não me encontraram. Nunca pensei em ligar para a emergência. Não queria passar por todo aquele drama de ver a equipe de emergência chegar e me levar de ambulância, às pressas, para o hospital. Sim, não foi uma boa decisão, e espero que outros aprendam com minha experiência e não hesitem em pedir socorro, quando for o caso.

Havia repórteres de televisão, rádio, jornais e revistas no pronto-socorro. Uma velhinha havia atropelado alguém, e os jornalistas estavam lá para cobrir a história. Mas, quando entrei, uma das enfermeiras os alertou: "Aí está ela!", e então as câmeras se dirigiram para mim.

Os médicos me examinaram, fizeram exames e é tudo de que me lembro. Mesmo muito cansada, ouvi um deles comentar algo sobre "artérias obstruídas". Trouxeram um cirurgião cardiovascular chamado dr. Daniel Beckman, que me informou sobre uma cirurgia cardíaca de emergência. Minha reação foi imediata: "Vou ter de pensar sobre isso". Eu devia estar em Washington dentro de alguns dias para ser empossada.

O dr. Beckman não me deu alternativa: "Você não tem tempo de pensar nisso". Creio que de certa forma foi bom, pois realmente não havia tempo para pensar. Eu só podia me deixar levar. Mais

266   Sobrevivendo e Prosperando

tarde, soube que ele comentara com minha família que meu quadro não era dos melhores. Aconteceu que, cinco dias depois da cirurgia de revascularização, com implante de duas pontes, tive um acidente vascular cerebral. Tiveram de me levar outra vez para a sala de operações, para cuidar da obstrução na minha artéria carótida. Duas cirurgias em apenas poucos dias. E eu nem sabia o que estava por vir.

Uma Campanha pela Cura

Eu nem desconfiava que as pessoas temiam por mim. Não imaginava que minha família e meus amigos permaneceram reunidos na sala de espera do hospital a noite toda para saber como eu me sairia. Eles tinham medo do resultado. Mas eu nem tive tempo de ficar assustada. Quando abri os olhos pela primeira vez, depois da cirurgia, fiz para eles o sinal de positivo. Depois, com um gesto, me comuniquei para informar que sentia frio. Alguém chamou imediatamente uma enfermeira, que me levou cobertores.

Depois da cirurgia, assisti a mim mesma na televisão. Todos pensavam que eu estava "nas últimas". As emissoras locais colocaram no ar gravações de minha atuação como ativista da comunidade. Tomei aquilo como uma espécie de filme memorial.

Fiquei muito emocionada com o fato de todas as igrejas de Indianápolis, negras ou brancas, terem me colocado na lista de orações. Sei que as preces me ajudaram. Deus não havia resolvido me levar ainda.

Um juiz federal de Indianápolis determinou que eu fosse empossada no hospital. Pedi ao dr. Beckman para ser testemunha, juntamente com o então governador, Evan Bayh. Levei ainda algumas semanas para ir a Washington e, quando cheguei lá, ainda não me sentia bem.

Minha aparição no Congresso foi uma experiência emocionante, espiritual. Esperei esse momento por tanto tempo e trabalhei muito, aí aconteceu meu problema de coração – mas enfim eu estava lá. Um dos jornais congressionais imprimiu a seguinte manchete: "Julia Carson Chega ao Congresso... Finalmente".

Por mais que desejasse permanecer em Washington, depois de três dias acabei voltando para casa. Eu queria estar próxima de meus médicos. Eles me examinaram de novo e fizeram uma segunda intervenção, desta vez na outra artéria carótida. É quando eles trabalham na área do pescoço e raspam a placa que se acumulou. (A artéria carótida é o principal suprimento de sangue da aorta para o cérebro.) Os médicos explicaram que esse procedimento me protegeria de outro acidente vascular cerebral, já que uma de suas causas primárias é a obstrução na artéria carótida. Pensei em tudo que se apresentava para mim, mas estava concentrada só em ficar boa. Determinada, eu disse aos médicos: "Vamos cuidar disso, não importa quanto tempo leve".

Fiquei no hospital por dois dias e entendi, pelas conversas com as enfermeiras, que o período pós-operatório podia ser tão perigoso quanto a própria cirurgia. Eu queria me sentir bem de novo, para fazer um bom trabalho em Washington. E só mais tarde me dei conta de que havia passado por três operações dentro de um mês.

LIÇÕES APRENDIDAS

Sei que muitas pessoas que lêem este livro enfrentam doenças cardíacas e tenho alguns conselhos para elas. Primeiro, sinta-se encorajado. O avanço da ciência médica é tal, que atualmente existem muito mais pessoas que já se submeteram a uma cirurgia de revascularização do que você pode imaginar. E elas estão por aí, levando suas vidas. Segundo, lembre-se de que você se sentirá muito melhor depois do tratamento ou da cirurgia. Portanto, não perca as esperanças. Por fim, não volte aos maus hábitos de alimentação e ao sedentarismo. A doença cardíaca é um aviso de que você precisa mudar sua vida. E, quando o faz, fica mais forte do que nunca. Agora eu uso as escadas do Capitólio, quando vou votar. Dispenso o elevador. É uma coisa pequena, mas importante para mim.

Depois da cirurgia de revascularização, passei por um episódio depressivo. Não me saía da cabeça que eles haviam arrebentado meu peito, me enchido de morfina, aberto minha perna para tirar algumas veias e colocá-las no meu coração, para depois me costurar. O resultado disso tudo me abalou muito emocionalmente. Os médicos me explicaram que essa reação é comum (nem tiveram tempo de explicar antes da cirurgia). Queriam me receitar antidepressivos, mas não concordei. Eu já tomava um monte de pílulas e não queria tomar mais.

Um dia, eu estava no recinto do Congresso esperando por uma votação, com lágrimas nos olhos porque ainda estava lutando contra a depressão. A Câmara mantém médicos, cuja função é assistir à ação no recinto, para o caso de alguém precisar de assistência. Um deles viu as lágrimas nos meus olhos, aproximou-se e me convidou a ir ao seu consultório. Era apenas um andar abaixo. Ele me examinou, ficou olhando para mim, e eu simplesmente continuava a chorar. Disse que a depressão era normal e podia ser erradicada, mas eu precisaria tomar alguns antidepressivos. Eu me recusei, explicando que já estava tomando muitas pílulas – uma para impedir o sangue de coagular, outra para manter meu colesterol baixo, mais uma para a pressão sanguínea, e assim por diante. Nunca tomei antidepressivos, e os ataques de choro ainda acontecem. Simplesmente me desmancho e começo a chorar sem nem saber o porquê.

Estou tentando adotar uma dieta melhor, determinada a comer mais frutas e vegetais, como brócolis e outras verduras e legumes. Mas um dos meus maiores desafios são as viagens. É difícil carregar vegetais preparados no vapor e, se os compro e deixo na geladeira enquanto estou fora, eu os encontro estragados quando volto para casa. Sei como isso soa e o fato é que sou preguiçosa demais para dar um jeito em mim. Mas estou empenhada em resolver a situação, pois quero viver tanto quanto puder.

A doença cardíaca é a principal causa de morte entre as mulheres. E esse risco é ainda maior entre as mulheres negras. Até hoje não me esqueço de dois fatos acontecidos comigo depois da minha cirurgia cardiovascular. Uma amiga trabalhava para o governo e seus chefes queriam se livrar dela. Chamo isso de ser "pressionada por seus superiores". Em vez de despedir você e ter de pagar a indenização, eles apenas tornam sua vida tão miserável quanto possível, até que você peça as contas. Ela marcou um encontro comigo, para ver se eu podia fazer algo. Certa manhã, antes de voltar para Indianápolis, dei uma olhada no jornal e lá estava seu obituário. Seu marido disse que ela se sentiu mal, ligou para um médico e marcou uma consulta para a semana seguinte. Era tarde demais. Outra senhora me escreveu, dizendo que se sentia desconfortável no seu emprego federal e que precisava de minha ajuda. Antes que eu pudesse entrar em contato, ela morreu. Ambas tiveram problemas cardíacos.

Como mulheres afro-americanas, temos de começar a definir nossas prioridades. E, é claro, nossa saúde precisa vir em primeiro lugar. Precisamos prestar atenção aos sintomas e cuidar de nós mesmas. Também precisamos perceber que nem todo mundo apresenta os mesmos sintomas. Alguns sentem um formigamento nas mãos ou nos pés, outros têm dor no peito ou sentem algo parecido com gás no estômago. Felizmente, os pronto-socorros estão finalmente começando a se tornar mais sensíveis e bem-aparelhados.

Ainda assim, se um homem obeso e uma mulher negra entram no pronto-socorro com os mesmos sintomas, muitas vezes os médicos checam imediatamente o homem obeso em busca de problemas cardíacos e desconsideram a mulher negra, como se ela sofresse de estresse. Agora os médicos estão começando a mudar e isso é bom. Hoje, a maioria está ciente de que as mulheres, e em especial as negras, têm problemas de coração e os médicos não vão simplesmente ignorar os sintomas. Tive de dizer a eles que sentia que meu coração ia explodir. Deixe que minha história seja um exemplo. Não tenha medo de lutar por si mesma, se perceber que não está recebendo a devida atenção médica.

Atualmente, costumo não me preocupar com coisas pequenas, como antes da cirurgia. Todo minuto do dia é uma bênção. Todo minuto é um presente. O que eu mais faço, embora sempre tenha feito, é doar mais. Seja dinheiro, seja tempo, conselho, participação. E estou bem mais sensível. Entendi que você nunca verá um carro-forte seguir um carro fúnebre. Não está certo receber uma nova vida e não se transformar nem ajudar alguém. Sempre fui fã de doar, mas vou além dos limites agora.

Tento convencer as pessoas a viverem, em vez de desistirem. Sua mente faz as coisas acontecerem, de uma forma ou de outra. Há uma infinidade de casos nos quais uma atitude positiva lhe dá o incentivo extra para superar uma doença.

Estilo de vida e hábitos fazem muita diferença, quando se trata de doença cardíaca. O modo como você vive, como toma conta de si mesmo é que faz a diferença. Estou feliz por ver que mais e mais pessoas estão se exercitando e prestando atenção no que comem. Quero ser uma delas.

❧

As Observações do Médico:
QUANDO A CIRURGIA É URGENTE

DANIEL BECKMAN, médico, cirurgião cardíaco do Hospital Metodista, em Indianápolis

No pronto-socorro, Julia passou por um cateterismo cardíaco que evidenciou uma doença coronariana extensa. Havia obstruções graves em vários vasos sanguíneos. Julia não teve a angina clássica antes de ir ao hospital, mas, quando chegou, disse que sentia o peito pesado. Além disso, o eletrocardiograma realizado logo após sua chegada ao hospital sugeria que ela já apresentava alterações sugestivas de pré-infarto (pré-ataque cardíaco).

Isso é evidenciado pelas elevações em certos segmentos do eletrocardiograma, que indicam que o coração está sofrendo de falta de fluxo sanguíneo. Naquele momento, ela apresentava problemas e precisava de ajuda imediata.

Nós lhe demos medicações intravenosas para tratar a angina e tentar aquietar seu coração, mas elas não estavam ajudando. Então, decidimos que ela precisava urgentemente de uma cirurgia de revascularização cardíaca. Eu disse a ela que não se tratava de uma cirurgia opcional. Expliquei que só havia uma escolha: ela podia se submeter a essa cirurgia de revascularização miocárdica e melhorar o problema ou continuar com o cansaço e as dores no peito. Tudo isso, no entanto, com o tempo a levaria a um grande ataque cardíaco que provavelmente encerraria sua carreira. Ela olhou para mim e perguntou se eu era republicano ou democrata! Respondi: "Senhora Carson, isso não tem a menor importância agora".

Comuniquei à família que ela apresentava uma doença coronariana avançada. Correu tudo muito bem durante a cirurgia, mas, cerca de cinco dias mais tarde, ela sofreu um acidente vascular cerebral brando. Nossos cirurgiões vasculares a avaliaram e perceberam que ela estava com uma grande obstrução na artéria carótida. Esse é um tipo de coágulo que reduz ou corta o fluxo sanguíneo para o cérebro, causando os acidentes vasculares cerebrais. Assim, tivemos de fazer outra cirurgia.

Depois de receber alta, Julia foi a Washington, mas se sentiu tão mal que voltou para o hospital. Ela apresentava uma segunda artéria carótida obstruída, o que nos levou a agir de novo. Ela obteve resultados muito bons, mesmo considerando o fato de ter sido submetida a três grandes operações em um curto período de tempo. Seu prognóstico é bom, mas, como digo para todos os pacientes, vai ter de cuidar de si mesma. Ela entende isso e sabe que tem de lidar com o estresse e cuidar da dieta. ∎

Depressão e Recuperação

Estudos mostram que cerca de 20% das pessoas que tiveram um importante evento cardíaco, como um ataque do coração ou cirurgia de revascularização, sentirão depressão forte, normalmente dentro de meses ou semanas depois. E aproximadamente 20% sentirão uma "depressão transiente" – um nível de mudança de comportamento menos significativo, que chega e vai durante os primeiros meses de recuperação.

Não sabemos ainda o que causa essa depressão. Alguns pesquisadores acreditam que pode haver uma ligação com o uso de anestesia, mas é preciso estudar mais o assunto.

É interessante notar que perto de 50% dos pacientes com doença cardíaca também ficaram deprimidos pelo menos uma vez, antes de a desenvolverem. Não sabemos quantas pessoas com depressão desenvolvem problemas de coração, mas sabemos que a depressão aumenta o risco da doença cardíaca, assim como de morte. Se você teve um ataque cardíaco e está deprimido, tem duas a quatro vezes mais chance de morrer do que alguém com a mesma doença, mas que não está deprimido.

Se você ou alguém que você ama acabou de sofrer um ataque cardíaco ou passou por uma cirurgia do coração, fique atento aos seguintes sintomas da depressão:

Mudança de humor. Um indivíduo que normalmente é alto-astral torna-se de repente triste, quieto e discordante. Os homens, em particular, ficam irritados. Normalmente, o humor negativo não predomina por um tempo prolongado. Se durar, um episódio de depressão maior deve ser considerado.

Falta de concentração. Indivíduos deprimidos demonstram falta de interesse por coisas que costumavam achar excitantes. Um fã de beisebol, por exemplo, pode não se importar com um importante jogo na televisão.

Falta de sono. Pacientes podem desenvolver problemas de sono que não tinham antes da cirurgia. Em muitos casos, acordarão cedo e não serão capazes de voltar a dormir.

Desesperança. Uma pessoa deprimida pode não mostrar entusiasmo pelo futuro ou não acreditar que se recuperará totalmente algum dia. Com freqüência, o indivíduo se recusará a tomar a medicação, já que não acredita que ela o ajudará a melhorar.

Falta de apetite. Alguém que está lutando contra a depressão pode não ter fome no almoço e apenas beliscar a comida durante o jantar.

A boa notícia é que você não precisa conviver com a depressão depois de um ataque cardíaco ou cirurgia cardíaca. Muitas pessoas descobrem que aulas de reabilitação cardíaca ajudam-nas a superar a depressão. Com uma depressão leve, saber que os outros estão lutando contra o mesmo problema pode ser útil. Além disso, exercícios são excelentes antidepressivos. Infelizmente, pacientes com depressão severa normalmente não freqüentam as aulas de reabilitação cardíaca. Os antidepressivos devem ser levados em conta, no caso de pacientes com depressão forte. A psicoterapia também tem sido considerada eficiente, em especial se o paciente prefere esse tipo de tratamento, no lugar de remédio.

> — ROBERT CARNEY, *médico, professor de psiquiatria da Faculdade de Medicina Washington em St. Louis, Missouri, que realizou mais de 30 estudos separados sobre a ligação entre a doença do coração e a depressão*

CRÉDITOS DAS FOTOS

As fotos das celebridades foram impressas com permissão:

Larry King, na página xvi, cortesia de Westwood One

Peggy Fleming, na página 12, de Harry Langdon

Mike Wallace, na página 24, cortesia de CBS News

Kate Jackson, na página 34, cortesia de Kate Jackson

Tommy Lasorda, na página 50, © 1996 Los Angeles Dodgers, Inc.

Larry King, na página 66, cortesia de Westwood One

Pat Buchanan, na página 78, cortesia de MSNBC

Eddie Griffin, na página 96, cortesia de William Morris Agency

Brian Littrell e família, na página 108, cortesia de Brian Littrell

Victoria Gotti, na página 128, © Evan Agostini/Staff/Getty Images

Ed Bradley, na página 150, cortesia de Tony Esparza, para CBS News

Larry King, na página 162, de Gregory Heisler. © 2004. Cable News Network. Da Time Warner Company. Todos os Direitos Reservados.

Phyllis Diller, na página 170 de Mark Raboy

Mike Ditka, na página 182, cortesia de Ditka Corporation

Walter Cronkite, na página 198, cortesia de CBS/Steve Friedman

Larry King e filho, na página 208, © Kevin Winter/Getty Images

Louie Anderson, na página 220, cortesia de Louie Anderson

Joyce Carol Oates, na página 226, de Marion Ettlinger

Mike Medavoy, na página 234, de Alia

Regis Philbin, na página 244, © Buena Vista Television

Sid Caesar, na página 250, cortesia de Sid Caesar

Julia Carson, na página 262, cortesia da galeria House

Índice Remissivo

Referências de página sublinhadas indicam texto de box.

A

Ácidos gordurosos ômega-3, no peixe, 21
Adams, David, 155, 160
Alexander, Jay, 186, 187
  sobre aulas de reabilitação cardíaca, 196-97
  sobre tratar de Mike Ditka, 191-95
Amiodarona, em tratamento do ataque cardíaco, 106
Anderson, Louie
  carreira de, 221
  cirurgia de revascularização de, 224
    recuperação de, 222, 224-25
    sintomas de, 223
  obstrução arterial de, 223-24
Anemia, cirurgia cardíaca e, $\underline{85}$
Angina, 48, 62, 65, 153, 159, 185, 201
Angiogênese, 260-61
Angioplastia, 53, 57, 61-62, 99-100, 107, 153, 155, 174, 187, 192, 201, 216, 223
  cuidado depois, 64-65
  procedimento para, 63-65, 68
  repetição, 65
  sangramento da, 187-189
Angioplastia por balão, 64
Antibióticos, depois da substituição de válvula cardíaca, 93
Anticoagulação, depois da substituição de válvula cardíaca, 93
Anticoagulação. *Veja também* Anticoagulantes

Anticoagulantes, 86, 93, 188
Antidepressivos, $\underline{47}$, 269, 270, 275
Arritmia, 138, 145, 237-38, 252-53, 257
Aspirina, no tratamento do ataque cardíaco, 106
Ataque(s) do coração
  em mulheres, $\underline{22}$, $\underline{40\text{-}41}$, 45-47, 48, 271
  importância de tratamento rápido para, 9, $\underline{58}$
  relatos pessoais de
    Eddie Griffin, 98-101
    Larry King, 2-7, 8-11
    Mike Ditka, 184-89
    Tommy Lasorda, 52-53
  sintomas de, 4-5, 48-49, 52, 53, $\underline{54}$, 57, 59-60, 98-99, 184-85, 187, 188-189, 271
  teste para detectar, $\underline{248\text{-}49}$
  tratamento de emergência de, 7-8, 105-7, 192
Aterectomia, 64
Atitude
  mudanças na, depois da doença cardíaca, 90-92, 121-22, 158-59, 189, 191, 236, 239, 241, 252, 253, 256-57, 258, 271-72
  recuperação e, $\underline{176\text{-}77}$
Aulas de reabilitação cardíaca, $\underline{47}$, 120-121, $\underline{122}$, 167, 195, 196-97, 274-75

B

Beckman, Daniel, 266, 267
  sobre cirurgia de emergência, 272-73
Bloqueio da artéria carótida, 267, 268,
  272-73
Bloqueios arteriais
      Ed Bradley, 154-55, 159-60
      Julia Carson, 266, 271-72
      Larry King, 68, 72-73, 216
      Louie Anderson, 223-24
      Regis Philbin, 246-49
      Sid Caesar, 253
      Walter Cronkite, 200-201
  relatos pessoais de
  tratamento de (*veja* Angioplastia; Ci-
    rurgia de ponte de safena)
Blumenthal, David, 10, 73
Bradley, Ed
  atitude depois, 158-59
  bloqueio arterial de
      diagnóstico de, 153-55, 159-60
      sintomas de, 152-53, 158
  carreira de, 151
  cirurgia do coração de, 155-56, 160
  complicações depois, 156-157,
    160-61
  recuperação depois, 157-58
Buchanan, Pat
  carreira de, 79
  cirurgia da válvula do coração de
      atitude depois, 90-92
      preparação para, 82, 83-87
      recuperação de, 86-90
  insuficiência da válvula cardíaca de
      diagnóstico de, 80
      sintomas de, 81
Buchwald, Art, 74, 165
Buraco no coração. *Veja também*
  Defeito septal ventricular

deprivação de oxigênio de, 38-39
sintomas de, 36-37

C

Caesar, Sid
  angiogênese em, 260
  carreira de, 251
  problemas do coração de
      arritmia, 252-53, 257
      atitude depois de, 252, 253,
        256-57, 258
      cirurgia de revascularização
        para, 253-55
      recuperação de, 255-57, 259
Cafeína, evitar, com taquicardia, 233
Caminhar, depois da cirurgia cardíaca,
  72, 89, 157, 255, 256
Cannom, David, 255
  sobre controle da saúde pelo pacien-
    te, 257-61
Cardiomiopatia
  de Victoria Gotti, 130-42, 143, 144
  tipos de, 143-44
Carney, Robert, sobre a depressão depois do evento cardíaco, 273-74
Carson, Julia
  carreira de, 263
  depressão pós-cirúrgica de, 269-270
  mudança de atitude em, 271-72
  mudanças no estilo de vida de, 270
  obstrução arterial de
      cirurgias para, 266-67, 268,
        272-73
      diagnóstico de, 272-73
      sintomas de, 264, 265-66
Carson, Tom, 110, 112, 113
  sobre tratar de Brian Littrell, 123-25
Cateterismo, 9-10, 60-61, 68, 86, 153,
  154, 155, 160, 247, 272

Check-ups, médicos, importância de, 58, 59, 190-91
Cheney, Dick, 213-14
Cirurgia da válvula do coração, 92-93
  antibióticos depois, 93
  anticoagulação depois, 87, 93
  relatos pessoais de
      Brian Littrell, 116-17
      Mike Medavoy, 237-38
      Pat Buchanan, 87-92
Cirurgia de ponte de safena
  diminuição da necessidade de, no futuro, 260-61
  média de idade para, 205
  número de cirurgias de revascularização em, 204-5
  relatos pessoais de
      Ed Bradley, 155-56
      Julia Carson, 266-67
      Larry King, 73-77
      Louie Anderson, 224-25
      Sid Caesar, 253-55
      Walter Cronkite, 201-4
  transfusão com, 84-85
Cirurgia do coração. *Veja também* Cirurgia de ponte de safena; Cirurgia da válvula do coração
  anemia e, 85
  depressão depois da, 45, 47, 146, 168, 203, 207, 239-40, 269-70, 273-75
  em mulheres, 22
  evitar o adiamento de, 90-91, 91, 114-15
  futuro da, xvi, 168-69
  preparação para, 90, 115
  transfusão com, 84-85
  tubo de respiração depois da, 87, 94-95, 117, 164, 224

Clube do Coração Saudável para Crianças Brian Littrell, 118
Colesterol
  alto, como fator de risco de doença do coração, 14-15, 17-18, 19-20
  diminuindo, 16-18, 21
  entendendo as medições de, 19-20
  estresse aumentando, 23
  HDL e LDL, 19
Colesterol alto, como fator de risco da doença do coração, 14-15, 18, 19-20
Comédia, recuperação e, 176-77
Connolly, Heid, sobre os perigos do fen-phen, 242-43
Controle da saúde pelo paciente, 257-59
Cooper, John R., Jr., sobre o tubo de respiração, 94-95
Cousins, Norman, 258
Crianças
  com problemas do coração, conselho para, 118-19
  doença do coração e, xvii
Cronkite, Walter
  carreira de, 199
  cirurgia do coração de, 201-3
    recuperação de, 200, 203-4
    sintomas antes, 200-201

D

Dano da válvula do coração, do fen-phen, 236-37, 242-43
DEA, para parada cardíaca, 147-149
Defeito no septo interventricular, 109-13
Desfibrilador
  de Victoria Gotti, 137-39, 141-42
  externo automático, 147-49
  inspeção de, 138-39, 146
  vivendo com, 145-46

Desfibrilador externo automático (DEA), para parada cardíaca, 147-149

Depressão depois do evento cardíaco, 45, 47, 146, 168, 203-4, 207, 239-40, 269-70, 274

    sintomas de, 274-75

    tratamento de, 275

Desconforto no peito, como sintoma de ataque cardíaco, 48, 54, 57, 184, 188, 271. *Veja também* Angina; Dor

Desesperança, como sintoma de depressão, 275

Diabetes, como fator de risco de doença do coração, 20, 22

Dieta

    escolhas saudáveis em, 72, 118-19, 178, 189, 190, 225, 248-49, 255, 270

    para controle do colesterol, 16-18

    rica em gordura

        alternativas para, 190

        como fator de doença do coração, 21, 100, 102, 104, 247

        perguntas sobre, 207

Dieta rica em gordura

    alternativas para, 190

    como fator de risco da doença do coração, 21, 100, 102, 104, 247

Dilller, Phyllis

    carreira de, 171

    problemas do coração de, 172-174

        Doença do nó sinusal, 180

        insuficiência cardíaca congestiva, 174-75

        marca-passo para, 174-175, 181

        recuperação de, 175-79

    riso na recuperação de, 176-77, 178

Ditka, Dian, sobre promover a saúde coração, 188-89

Ditka, Mike

    ataques cardíacos de, 184-89, 191-93

    atitude depois, 189, 191

    mudanças no estilo de vida depois, 189, 190-91

    recuperação depois, 193-95

    sintomas de, 184-85, 187, 188-89

   carreira de, 183

Doação de sangue, autóloga, antes da cirurgia cardíaca , 84-85

Doença crônica, limitações de, 214-15, 216

Doença do coração. *Veja também tipos específicos*

    avanços no tratamento de, xi-xii

    causas de, xvi

    em mulheres, 22, 40-41, 46-47, 48-49, 270-71

    fatores de risco para, 19

        colesterol alto, 14-15, 17-18, 19-20

        diabetes, 20, 22

        dieta rica em gordura, 21, 100, 102, 104, 247

        educação sobre, 104

        estresse, 23, 100, 103, 156, 186, 256

        fumar, 21, 22, 104

        histórico familiar, 14-16, 17-18, 19-20, 23, 103, 154, 156, 223

        obesidade, 23

        pressão sangüínea alta, 20

        raiva, 256, 257

        sedentarismo, 21

    mortes de, xiv

    reações a, xv

Doença do nó sinusal, 180-81

Doença, reações a, xv

Dor, como sintoma do ataque cardíaco, 4-5, 48, 52, 54, 188-89, 271. *Veja também* Angina; Desconforto no peito

Drysdale, Don, 56

E

Eletrocardiograma, 6, 48, 60, 105, 272-73

Embolia pulmonar, 156, 160-61

Emocionalismo, depois da cirurgia do coração, 91, 168, 204

Endocardite bacteriana, 109, 110-11, 116

Entubação, depois da cirurgia, 87, 94-95, 117, 164, 224

Ergotamina, dano da válvula do coração de, 242

Espiritualidade
importância da, 119
papel da, na recuperação, 126-7

Estreptoquinase, para tratamento de ataque cardíaco, 192

Estresse
como fator de risco da doença do coração, 23, 100, 103, 156, 186, 256
gerenciamento do, 256

Estrógeno
para controle do colesterol, 18
risco de doença do coração e, 49

Exercício
a partir de atividade cotidiana, 91
caminhar como, 72, 89, 157, 255, 256
depois do evento cardíaco, 190, 225, 247-48, 255
nas aulas de reabilitação cardíaca, 122, 195, 196-97
para depressão, 275
para prevenção da taquicardia, 232, 233
perguntas sobre, 206-7
quantidade recomendada de exercício, 21

F

Fallon, Sandra, 174, 175
sobre atitude positiva, 176-77

sobre doença do nó sinusal, 180-81

Falta de fôlego, como sintoma de ataque cardíaco, 48, 54, 72, 98, 99, 184-85, 187

Falta de sono, como sintoma de depressão, 275

Felicidade, importância da, para o paciente do coração, 178

Fen-phen, dano no coração de, 236-37, 242-43

Fibra
em dieta saudável, 190
para diminuir o colesterol, 21

Fibrilação ventricular, 148, 149

Fleming, Peggy
carreira de, 13
dieta de, 16-17
histórico familiar de saúde de, 14-16, 17-18

Fumar
como fator de risco de doença do coração, 21, 22, 103
parar, 28-29, 70, 102, 190

Fundação Cardíaca de Larry King, 218, 219

Fuster, Valentin, 153-54, 155, 158
sobre o tratar de Ed Bradley, 159-61

G

Garcia, Jorge, 83-86

Gorduras, dietético. *Veja também* Dieta rica em gorduras
saudável *versus* não saudável, 21

Gotti, Victoria
cardiomiopatia de, 130, 142-43, 144
complicações de gravidez com, 131-37
desfibrilador para, 137-139, 142
diagnóstico de, 139-140

carreira de, 129

Gravidez, doença do coração e, 131-37

Griffin, Eddie
    ataque cardíaco de, 98-101
        mudanças do estilo de vida
            depois, 102-4
    carreira de, 97

H

Handler, Martin, 137-38
    sobre cardiomiopatia, 142-44
    sobre desfibrilador, 145-46

Hayes, Sharonne, sobre mulheres e doença do coração, 40-41

Hazen, Stanley, sobre o teste de mieloperoxidase, 248-49

Heparina, no tratamento de ataque cardíaco, 107

Histórico familiar, como fator de risco de doença do coração, 14-16, 17-18, 21, 23, 103, 154, 156, 223

I

Inatividade, como fator de risco da doença do coração, 21, 23

Indigestão, como sintoma de ataque cardíaco, 52, 53, 60

Inflamação arterial, testes de medição, 249

Insuficiência cardíaca congestiva, 22, 174-175

Irregularidades do batimento cardíaco
    arritmia, 138, 145, 237-38, 252-53, 257
    marca-passo para, 30-31
    na doença do nó sinusal, 173-74, 180-81
    taquicardia, 228-33

Isom, Wayne O., 73, 75-76, 153, 155, 160, 166, 167, 169, 199, 201, 203, 212

sobre a cirurgia de ponte de safena, 204-5

sobre a doença do coração, ix-xiii

J

Jackson, Kate
    carreira de, 35
    cirurgia do coração de, 39-43
        recuperação de, 43-46
    problema do coração de, 36-39
    sobre mulheres e doença do coração, 46-47

K

Katz, Richard, 6, 10, 71, 72, 73
    sobre o tratamento do ataque cardíaco, 105-7

King, Larry
    ataque cardíaco de
        diagnóstico de, 5-7
        estilo de vida antes, 3
        recuperação depois, 68-72
        sinais de aviso de, 4, 8-10, 11
        sintomas de, 4-5
        tratamento de, 7, 8
    cirurgia do coração de
        angioplastia depois, 216
        eventos precedendo, 72-76
        percepção da saúde depois, 168-69
        preparação para, 76-77
        recuperação de, 164-68
    Fundação Cardíaca Larry King de, 218, 219
    infância de, 217

Krucoff, Mitchell, sobre o poder da prece, 126-127

sobre a produtividade depois da cirurgia do coração, 216-17
sobre doença crônica, 214-15, 216
sobre medo, 210-12
sobre os ataques cardíacos de "Hollywood", 2-3

L

Lanoxin, para taquicardia, 233
Lasorda, Tommy
    ataque cardíaco de, 52-53
        dieta depois, 57-58
        recuperação de, 53-57
    carreira de, 51
Levy, Warren, 6, 7, 10, 71
Lidocaína, no tratamento de ataque cardíaco, 106
Littrell, Brian
    atitude depois, 125
    cirurgia do coração de, 113-17, 124-25
    Clube do Coração Saudável para Crianças Brian Littrell e, <u>118</u>
    defeito septo interventricular de, 109-13
    recuperação depois, 116-17, 120-21
    retorno ao palco depois, 120-22
Littrell, Jackie, sobre crianças com problemas do coração, <u>118-19</u>

M

Marca-passo cardíaco externo, no tratamento de ataque cardíaco, 106
Marca-passos, 30-33
    conferindo, 28-29, 33, 138-139, 238-39
    desfibrilador com, 138-39, 145
    implantação de, 27-28, 31

Mike Medavoy, 237-39, 240
Mike Wallace, 26-30, 31
para doença do nó sinusal, 181
Phyllis Diller, 174-75, 181
relatos pessoais de
restrições do paciente com, 28, 32
riscos de, 31
substituição de, 28, 32-33
Victoria Gotti, 138-39
Matos, Jeffrey, 27, 29
    sobre marca-passos, 30-33
McMahon, Don, 56
Medavoy, Mike
    carreira de, 235
    problema do coração de
        atitude depois, 236, 238-39, 240-41
        cirurgia da válvula do coração, 237-38
        marca-passo para, 238, 239-240
        recuperação depois, 240-41
        sintomas de, 237-38
Medicamentos. *Veja também remédios específicos*
    perguntas sobre, 206´
Médicos
    comunicação com, 258
    conselho sobre, <u>115</u>, 254
    perguntas para se fazer, 27, 39-40, 206-7
Medo, doença do coração e, ix, 195, 210-12, <u>241</u>
Melman, Michael, 52-53
Menopausa, risco cardíaco depois da, 49
Monitor Holter, 28-9
Mortes de doença do coração, xiv
Mudança de humor, como sintoma da depressão, 274-75
Mudanças no estilo de vida
    para prevenir a doença do coração, 71-72, 102-4, 247-48, 270, 272

reduzir o dano à saúde, 190

Mulheres
adiamento do tratamento de ataque cardíaco em, 9
afro-americanas, ataques cardíacos em, 22, 270-71
doença do coração em, 22, 40-41, 46, 48, 270-71
sintomas de ataque cardíaco em, 48, 271
uso de fen-phen em, 243

Mulheres afro-americanas, ataques cardíacos em, 22, 270-71

N

Náusea, como sintoma de ataque cardíaco, 54, 59, 60

Nitroglicerina, no tratamento de doença do coração, 48, 99, 106, 153

O

Oates, Joyce Carol
carreira de, 227
taquicardia de, 227, 228-29
diagnóstico de, 231-33
prevenindo, 232, 233
primeiro ataque de, 230-31

Obesidade, como fator de risco da doença do coração, 23

P

Pacientes do coração
conselho para, 115, 118-19, 189, 241, 255, 268-69
em controle da saúde, 257-59

Parada cardíaca, súbita, 147-49

Peixe, ácidos gordurosos com omega-3 em, 21

Perda do apetite, como sintoma da depressão, 275

Perfil de lipídeos, 19-20

Perguntas para se fazer ao cardiologista, 27, 39-40, 206-7

Philbin, Regis
bloqueio de artéria de, 246-49
carreira de, 245

Plano de saúde, americanos sem, 218

Pohost, Jerry, 37-38, 39
sobre mulheres e doença cardíaca, 48-49

Prece, poder da, 126-27, 188, 224

Pressão sangüínea alta
como fator de risco da doença do coração, 20
entendendo a medição de, 20

Problemas de concentração, como sintomas da depressão, 275

Produtividade, depois da cirurgia do coração, 122, 216-17

Prolapso da válvula mitral, 130, 140, 227

Psicoterapia, para depressão, 275

R

Raiva, doença do coração e, 256, 257

Recuperação de células, na cirurgia do coração, 84-85

Reid, Anthony, 53, 57
Fatores de risco para a doença do coração
Febre reumática, 130, 140, 143
colesterol alto, 14-15, 17-18, 19-20
diabetes, 20, 22
dieta rica em gordura, 21, 100, 102, 104, 247
educação sobre, 104
estresse, 23, 100, 103, 156, 256
fumar, 21, 22, 104

histórico familiar, 14-16, 17-18, 23, 103, 154, 156, 223
inatividade, 21
obesidade, 23
pressão sangüínea alta, 20
raiva, 256, 257
Restenose, 65
sobre tratar Tommy Lasorda, 59-62
Remédios trombolíticos, para tratamento de ataque cardíaco, 7, 8, 107, 186, 192
Ressuscitação cardio-pulmonar, 149
Risco de infecção, depois da substituição da válvula do coração, 93
Riso, recuperação e, 177, 258
Rotoblação, em angioplastia, 64

S

Schaff, Hartzell, 242
Senso de humor, importância de, na recuperação, 203
Sheen, Martin, 69-70
Sintomas de ataque do coração, 4-5, 48, 52, 53, 54, 57, 59-60, 98-99, 184-85, 187, 188-89, 271
Sislen, Maurice, 80, 81
sobre a substituição de válvula do coração, 92-93
Sistema de apoio, durante crises de saúde, 157
Smart, Frank, sobre perguntas para se fazer ao cardiologista, 206-7
Smith, Raymond, sobre taquicardia, 232
Southwick, Shawn, 215, 216
Stent, na angioplastia, 64-65
Suar, como sintoma de ataque do coração, 53, 59, 60, 184

T

Taquicardia, 227, 228-33

Teste de estresse, 72, 103, 216
Teste de mieloperoxidase (MPO), para predizer o ataque cardíaco, 248-49
Testes de proteína C-reativa (PCR), 249
Testes PCR, 249
tPA, para tratamento de ataque cardíaco, 7, 8, 186, 192
Transfusão, para cirurgia do coração, 84-85
Triglicerídeos, 19
Tubo endotraqueal, no tratamento de ataque cardíaco, 105
Tubo nasogástrico, depois da cirurgia do coração, 95
Tubo orogástrico, depois da cirurgia do coração, 95

V

Válvulas do coração, substituição, tipos de, 87, 93
Vulnerabilidade, depois do ataque cardíaco, 189, 195

W

Wallace, Leighanne, 144-15, 115, 116, 117
Wallace, Mike
carreira de, 25
marca-passo de, 26-30, 31
Waters, Jonathan, sobre doações de sangue e recuperação de células, 84-85
White Roger D., sobre defibrilador externo automático, 147-49

Z

Zeiger, Marty, 212-13

GRÁFICA PAYM
Tel. (011) 4392-3344
paym@terra.com.br

CADASTRO DO LEITOR

- Vamos informar-lhe sobre nossos lançamentos e atividades
- Favor preencher todos os campos

Nome Completo (não abreviar):

Endereço para Correspondência:

Cidade: UF: Cep:

Celular: E-mail:

Escolaridade:

Ensino Fundamental ☐ Ensino Médio ☐ Superior ☐ Pós-Graduação

☐ Mestrado ☐ Doutorado ☐ Outros (especificar): _____

Enfrentando Doenças do Coração – Larry King

Classificação: **1. Medicina   2. Saúde   3. Cardiologia**

Outras áreas de interesse: _____

Quantos livros compra por mês?: _____ por ano? _____

Como teve conhecimento do livro?

☐ Jornal / Revista. Qual? _____
☐ Indicação. Quem? _____
☐ Internet (especificar *site*): _____
☐ Mala-Direta: _____
☐ Visitando livraria. Qual? _____
☐ Outros (especificar): _____

m.Books

M. Books do Brasil Editora Ltda.

Enviar para os faxes: **(11) 3079-8067/(11) 3079-3147**

ou e-mail: **vendas@mbooks.com.br**

Av. Brigadeiro Faria Lima, 1993 - 5º andar - Cj 51
01452-001 - São Paulo - SP Telefones: (11) 3168-8242/(11) 3168-9420
Fax: (11) 3079-3147 - e-mail: vendas@mbooks.com.br

DOBRE AQUI E COLE

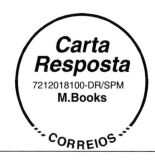

CARTA – RESPOSTA
NÃO É NECESSÁRIO SELAR

O selo será pago por
M. BOOKS DO BRASIL EDITORA LTDA

AC Itaim Bibi
04533-970 - São Paulo - SP